手術後・退院後のベストパートナー

前立腺がん

病後のケアと食事

頴川 晋 監修

東京慈恵会医科大学附属病院　泌尿器科主任教授・診療部長

法 研

はじめに

　前立腺がんの診療に携わるようになってからはや40年、思えば長い道のりを歩いてきたものだと実感されます。この40年の間に治療・検査法においては革新的な進歩が重ねられてきました。

　治療効果を表す言葉に「5年生存」というものがあります。現在、この成績は転移のない状況で診断された前立腺がんの場合、ほぼ100％となっています。自身、駆け出しのころには思ってもみなかった成果が上がっているのです。このように21世紀の今日、早く見つけることさえできれば、前立腺がんは「治る病気」の一つになっていますし、さらに進化は続いていくことでしょう。たとえ完全に治らなかったとしても、この怖そうな病名はやがて、「"慢性"前立腺がん」といった、慢性病をイメージするようなものに変化するに違いありません。言わば、命とりの病気から長くつき合っていく慢性の病気に姿を変えつつあるということになります。

　一般に前立腺がんは中高年の病気とされています。このご年齢になれば一つや二つ持病をお持ちという方は決して珍しくありません。このため、前立腺がん治療に臨むにあたって、高血圧、脂質異常症、糖尿病など生活習慣病とされる他の病気をまずは治してからというような状況も多々あるのです。治療をきっかけにして複数の病気を見事にコントロールしてしまったというような方もたくさんおられます。

　大きな病を患った人の心理としては、再発を予防する意味でもご自分の復元力・免疫力を高めたい、少しでも抵抗力・体力を維持したい、二度とあのような心配はしたくない、かけたくない等々の切実な声をよくお聞きします。本書はこのような声にお答えするべく、特に治療後の食事、飲酒などについて治療を受けられた方々にご参考にしていただけるようにまとめたものです。

　前立腺がんの治療と言っても状況により多岐にわたりますので、身体への負担も様々です。一つには治療方法別の回復の視点からまとめてみました。当然、前立腺の病気さえ治れば他はどうなってもかまわない、という

わけにはいきません。前立腺がんの治療にはホルモン療法といった内臓脂肪、皮下脂肪を増やし、ひいては血糖値、コレステロール値を高め、メタボを起こす副作用のある治療法もあります。特に持病としてすでにこれらをお持ちの場合、うまくバランスをとっていくにはどうしたらよいのかといった視点からもまとめさせていただきました。毎日摂っておれば再発予防につながるといった折り紙つきの食べ物や魔法のサプリはありませんが、細胞の根本成分であるＤＮＡの障害を予防するための抗酸化作用が謳われている好ましい食材は多くありますのでご紹介しています。

　人生100歳時代、これを聞いてどのように思われるか、人それぞれとは思います。しかし、まさに「一病息災」、一つの病気の経験をきっかけにしてその後の人生をのびのびと健やかに生きる、本書をそのための道標として頂けましたら幸いです。

東京慈恵会医科大学附属病院 泌尿器科主任教授・診療部長　　**頴川　晋**

●**本書の特長**
　本書では、第1章で、病後のケアで大事な食事のとり方をカラーページで紹介しています。糖質をとり過ぎない主食、脂質をとり過ぎない主菜、野菜を多くとれる副菜や汁もののレシピ、さらに放射線療法やホルモン療法による不調があるときに食べやすい食事のレシピも、日々の献立にご活用ください。
　また、前立腺がんの基礎知識や治療法を第2章・3章で、後遺症や副作用への対応のしかた、再発を防ぎ体調を整える生活のしかたを、それぞれ第4章・5章で解説しています。第6章では、経済的な支援を受ける手続きの方法を紹介し、巻末では前立腺がんを乗り越えた患者さんの体験談を掲載しています。
　本書を前立腺がんの病後のケアにお役立てください。

第2章
前立腺がんの基礎知識

第3章
前立腺がんの治療法

第4章
前立腺がん治療の後遺症と
副作用への対応

第5章
再発を防ぎ体調を整える生活のしかた

第6章
経済的な支援を受ける
手続きのすべて

第1章

手術後の
食事のとり方と
レシピ

●計量単位は、1カップ＝ 200㎖、大さじ1＝ 15㎖、小さじ1＝ 5㎖としています。
●電子レンジの加熱時間は 600W を目安にしています。機種によって多少の違いがありますので、様子を見ながら調節してください。
●とくに表記のない火加減は中火です。
●フライパンはこびりつきにくいコーティング加工がされているものを使用しています。
●材料、エネルギー量、食物繊維、塩分は原則として1人分を記載しています。ただし、「作りやすい分量」と記載したものについては、材料は作りやすい分量、エネルギー量、食物繊維、塩分は1人分としています。

撮影協力／UTUWA

生活習慣病の予防につながる食べ方が基本

前立腺がんを発症する人の多くは、生活習慣病にも注意が必要な年齢です。病気を幅広く予防・改善する食事を心がけることが大切です。

●がんだけでなく生活習慣病にも注意が必要

　前立腺がんの場合、治療中〜治療後に厳密な食事制限等は必要ありません。前立腺がんは 60 代以降に発症者が多く、進行も遅いがんです。そしてこの年代以降は、生活習慣やほかのがんにかかるリスクも高まります。実際に、前立腺がんで亡くなる患者さんのなかでも、がんが原因の人は 3 割程度、残りの人はその他の疾患（脳血管血管疾患や心臓病など）で亡くなるといわれています。つまり食事においても、前立腺がんだけに注目するのではなく、生活習慣病を含めた病気全般の予防・改善につとめることが重要になってきます。

●主食・主菜・副菜を組み合わせてバランスよく

　バランスよく食べるためには、「主食」「主菜」「副菜」をそろえる食べ方がおすすめです。エネルギー源となる主食は、ごはん、パン、めん類など。主菜は、筋肉や骨、血液などの材料となるタンパク質が豊富なお肉や魚介、卵、豆類など。副菜は、体の調子を整えるビタミンやミネラルを多く含む野菜やきのこ、海藻などを使ったおかずです。

●肥満の予防・改善を心がける

　食事の内容に気を配るのと同時に、肥満の予防・改善につとめることも大切です。肥満は、前立腺がんを含むいくつかのがんの発生率にかかわりがあることが認められており、再発率や死亡率を高めるとも考えられています。適正体重を保つことは、心臓疾患や糖尿病といった生活習慣病を防ぐためにも役立ちます。肥満または肥満気味の人は、前立腺がんの治療を「食生活改善のきっかけ」と捉え、食事を見直してみてください。

栄養バランスのよい食事の基本

第1章 手術後の食事のとり方とレシピ

前立腺がんの基礎知識

前立腺がんの治療法

前立腺がん治療の後遺症と副作用への対応

再発を防ぎ体調を整える生活のしかた

経済的な支援を受ける手続きのすべて

主食

エネルギーとして使われやすい
糖質を補給する

ごはん、パン、めん類

糖質を多く含む野菜やいも類

主食の仲間と考え、ごはんなどと
合わせて食べる量を調節する

とうもろこし、れんこん、くり、
じゃがいも、さつまいも　など

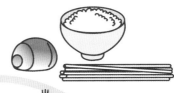
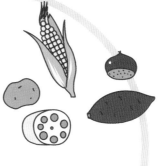

主菜

骨、筋肉、血液などの材料と
なるタンパク質を補給する

お肉、魚介、卵、豆・豆製品、
牛乳・乳製品　など

副菜

体の調子を整えるビタミン、
ミネラル、食物繊維などを補給する

野菜、きのこ、海藻　など

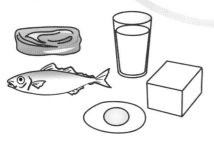
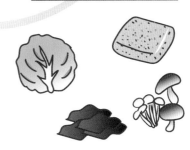

食べるとよいもの・いけないものにこだわらない

前立腺がんに関しては、「食べるとよいもの」「食べてはいけないもの」はありません。栄養バランスを第一に考え、偏った食べ方は避けましょう。

●「食べてはいけない食品」はない

　前立腺がんの場合、「食べてはいけない食品」はありません。赤身肉や加工肉を多く食べると前立腺がんや胃がん、大腸がんなどの発生率を高めるという調査結果もありますが、具体的にどのように影響があるかはわかっていません。前立腺がんの発生には5～10年かかるとされています。「発生」となってしまってからの対処は同じではないのです。肉類はタンパク質の優秀な補給源でもあるので、適量をとるように心がけましょう。

●「これさえ食べればがんを防げる食品」もない

　大豆に含まれるイソフラボン、トマトのリコピン、緑茶のカテキンなどは、前立腺がんの発症を予防する可能性がある成分として注目されています。ただし現時点では、これらの予防効果が証明できているとはいえません。ビタミンDやビタミンEなども、効果は明らかではありません。栄養バランスをくずす原因になりますし、大規模臨床試験では、ほかの疾患が増えてしまったという結果もありますので、**「予防効果がありそう」**などの理由で特定の食品ばかりとるような食べ方は控えましょう。

●ホルモン療法を続けている人はカルシウムなどを意識的にとる

　ホルモン療法を長く続けると、骨粗しょう症が起こります。また化学療法を行う際にステロイドを内服することもあり、この場合も骨がもろくなっていきます。こうした治療を行っている人は、骨や筋肉の材料となるカルシウムとタンパク質、カルシウムの吸収を高めるビタミンDなどを食事から補給することを心がけます。また、放射線療法の副作用による下痢が見られる場合は、刺激物を避けるようにしましょう。

食事に関する基本的な考え方

食べてはいけないものはない

好物ばかり大量にとるような食べ方はやめ、バランスよくいろいろな食品を食べるようにする

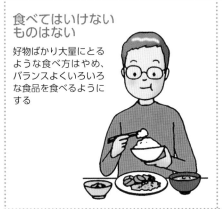

特効薬のような食品はない

発症の予防効果などが証明されている食品や成分はないので、効果を期待して特定のものを大量にとるような食べ方はしない

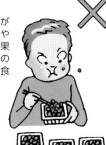

ホルモン療法中は骨の健康に気を配る

ホルモン療法などを行うと骨がもろくなるため、カルシウム、タンパク質、ビタミンDなどの補給を心がける

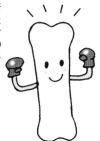

放射線療法後に下痢をしているときは刺激物を避ける

放射線療法の副作用として下痢が起こることがある。からいものや消化の悪いものを控えるなど、体調に合わせて食事の工夫を

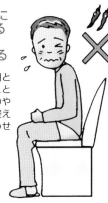

必要な栄養は食事からとる

サプリメント類も、前立腺がんの予防効果は期待できません。サプリメントは特定の成分のとり過ぎにつながることもあるので、必要な栄養は食事からとるのが原則

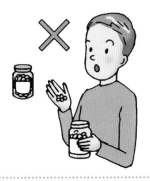

第1章 手術後の食事のとり方とレシピ

P22 前立腺がんの基礎知識

P53 前立腺がんの治療法

前立腺がん治療の後遺症と副作用への対応

再発を防ぎ体調を整える生活のしかた

経済的な支援を受ける手続きのすべて

脂質は種類と量に注意してとる

脂質は高エネルギーのため、とり過ぎると肥満の原因になります。また、含まれる成分によって、体内での働きにも違いがあります。

●脂質のタイプによる体への影響

　脂質を構成する脂肪酸は、「飽和脂肪酸」と「不飽和脂肪酸」の2つのタイプに分けられます。多くの飽和脂肪酸には、動脈硬化などの原因となる悪玉コレステロール（LDLコレステロール）や中性脂肪を増やす働きがあります。不飽和脂肪酸はさらに数種類に分類されており、中には悪玉コレステロールや中性脂肪を減らす作用をもつものもあります。

●肉類や乳製品に偏った食事は要注意

　飽和脂肪酸を多く摂取すると、悪玉コレステロールや中性脂肪を増やすことが多く、前立腺がんの発症や再発・再燃のリスクを高めます。飽和脂肪酸が多く含まれるのは、肉類や乳製品など。こうした食品に偏った食事は動脈硬化の原因となり、心疾患などにつながる可能性もあります。生活習慣病予防のためにも、飽和脂肪酸のとり過ぎに注意しましょう。

●魚やオリーブオイルを積極的に

　不飽和脂肪酸を多く含むものの中でおすすめなのが、青背の魚の脂質に多く含まれる「魚油」やオリーブオイルです。毎日の献立に魚料理を積極的にとり入れ、バターよりオリーブオイルを使うなどの工夫をしてみましょう。ただし、どんなタイプであっても脂質のエネルギー量は同じです。とり過ぎれば肥満の原因になるので、摂取量にも気を配る必要があります。

　また、不飽和脂肪酸のうち「トランス脂肪酸」と呼ばれるものは悪玉コレステロールを増やす働きがあります。トランス脂肪酸を多く含む、マーガリンやスナック菓子などは食べ過ぎないようにしたほうが安心です。

脂質のタイプ

第1章 手術後の食事のとり方とレシピ

1 前立腺がんの基礎知識

2 前立腺がんの治療法

3 前立腺がん治療の後遺症と副作用への対応

4 再発を防ぎ体調を整える生活のしかた

5 経済的な支援を受ける手続きのすべて

悪玉コレステロールや中性脂肪を**増やす**ものが多い

とり過ぎに注意

飽和脂肪酸 ———— 肉類、乳製品など

不飽和脂肪酸

一価不飽和脂肪酸 ———— **n-9系**
オリーブオイル、菜種油（キャノーラ油）など

多価不飽和脂肪酸 ———— **n-6系**
サラダ油、ごま油、コーン油など

とり過ぎに注意

n-3系
青背の魚、亜麻仁油、えごま油など

トランス脂肪酸
スナック菓子など

悪玉コレステロールや中性脂肪を**減らす**ものがある

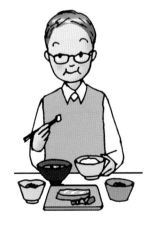

15

野菜やくだものをしっかりとる

多くの野菜やくだものがもつ「抗酸化作用」は、がんの発生を予防するうえ、生活習慣病の予防・改善にも役立つと考えられています。

●細胞が傷つけられるのを防ぐ抗酸化物質

　呼吸によって体内にとり入れた酸素の一部は、「活性酸素」と呼ばれるものに変わります。活性酸素にはウイルスなどを撃退する役割もありますが、増え過ぎると正常な細胞を傷つけてしまいます。そして傷つけられた細胞が増えることは、がんや生活習慣病の原因にもなります。

　活性酸素の働きを抑えるために役立つのが「抗酸化物質」です。抗酸化物質は、身近な食品にも多く含まれています。

●積極的にとりたい緑黄色野菜

　抗酸化物質としてよく知られているのが、βカロテン。野菜やくだものに含まれる色素成分の一種です。βカロテンは、ビタミンE、ビタミンCと一緒にとることで、抗酸化作用がさらに高まります。どちらのビタミンにもすぐれた抗酸化作用があるうえ、それぞれがβカロテンとは別の場所で働くため、効率よく活性酸素とたたかうことができるのです。

　βカロテンは濃い色の野菜やくだものに多く含まれています。βカロテンの含有量が一定量以上のものは「緑黄色野菜」と呼ばれます。厚生労働省では、1日の野菜摂取量の目標を350gとしており、このうち120g程度は緑黄色野菜からとることが勧められています。

●野菜やくだもので食物繊維も補給

　植物性食品に含まれるさまざまなフィトケミカル（植物栄養素）にも、すぐれた抗酸化作用があることがわかっています。また、野菜やくだものに豊富な食物繊維も、生活習慣病対策としてしっかりとりたい成分です。

第1章 手術後の食事のとり方とレシピ

前立腺がんの基礎知識

前立腺がんの治療法

前立腺がん治療の後遺症と副作用への対応

再発を防ぎ体調を整える生活のしかた

経済的な支援を受ける手続きのすべて

βカロテン＋ビタミンE＋ビタミンCの抗酸化作用

βカロテン
細胞膜の内側で働く

緑黄色野菜に多く含まれる

3つの成分を一緒にとるには、野菜料理に植物油を組み合わせるのがおすすめ！

ビタミンE
細胞膜の表面近くで働く

植物脂やナッツなどに多く含まれる

ビタミンC
血液など体液の中で働く

野菜やくだものに幅広く含まれる

ビタミンCにはEの抗酸化作用を持続させる働きもある

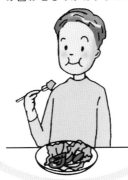

緑黄色野菜のいろいろ

緑黄色野菜
かぼちゃ、にんじん、ほうれんそう、にら、春菊、オクラ、トマト、ピーマンなど

＝可食部100g中にβカロテンを600μg以上含むもの（※）。

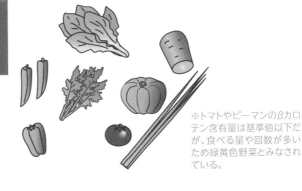

※トマトやピーマンのβカロテン含有量は基準値以下だが、食べる量や回数が多いため緑黄色野菜とみなされている。

17

体調に応じた食べ方の工夫

排便のトラブルがあったり、化学療法の副作用に悩まされたりするときは、「無理なく食べられるもの」で栄養補給をすることが大切です。

●肥満が気になる場合

　がんや生活習慣病の発症や進行を抑えるためには、適正体重を保つことも大切です。肥満度を知る目安に BMI（体格指数）や腹囲があります。BMI は、25 以上で肥満。腹囲の測定は健康診断でも行われるようになりましたが、男性の場合、85cm以上は要注意です。肥満のおもな原因は、食事からとるエネルギー量に対して使われるエネルギー量が少ないことです。エネルギー源となる栄養素は糖質、脂質、タンパク質。ダイエットが必要な場合は、このうち糖質と脂質をとり過ぎないように注意しましょう。

●タンパク質はしっかりとる

　ダイエット中に注意したいのが、タンパク質の摂取量まで減らさないことです。タンパク質は筋肉や骨、血液などの材料となる大切な栄養素だからです。タンパク質の補給源が肉類に偏ると、脂質もとり過ぎてしまいがちなので、魚や卵、豆製品などもメニューにとり入れていきます。肉類は脂肪の少ない部位を選び、脂を落とす調理法を工夫してみてください。

　普段から食べる量が少ない人やおかずが野菜に偏りがちな人も、タンパク質不足に注意が必要です。脂っこいものが苦手なら、白身魚や卵、豆腐などを積極的にとるようにしましょう。

●体調不良のときは無理なく食べられるものを

　食欲が落ちているときはエネルギー補給を第一に考え、無理なく食べられるものを食べましょう。歯にトラブルがあったり、飲み込みにくかったりする場合は、食材を小さめに切り、やわらかく調理しましょう。

第1章 手術後の食事のとり方とレシピ

2 前立腺がんの基礎知識

3 前立腺がんの治療法

4 前立腺がん治療の後遺症と副作用への対応

5 再発を防ぎ体調を整える生活のしかた

6 経済的な支援を受ける手続きのすべて

BMIの求め方

| BMI | ＝体重（kg）÷〔身長（m）×身長（m）〕 |

例 体重70kg、身長170cmの場合

70÷（1.7×1.7）＝24.2

BMIの値が **22** ＝ 標準体重

もっとも
病気に
なりにくい
状態とされる

BMIによる判定

18.5未満	低体重（やせ）
18.5以上25未満	普通体重
25以上	肥満

エネルギー源となる栄養素の使われ方

糖質	脂質	タンパク質
エネルギー源として最初に使われる	細胞膜やホルモンの材料になる	体の組織の材料になる

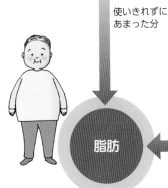

使いきれずに
あまった分

糖質のエネルギーを
使いきると、エネル
ギー源として使われ
る

糖質、脂質のエネル
ギーを使いきると、
エネルギー源として
使われる

使いきれずに
あまった分

使いきれずに
あまった分

脂肪

糖質、脂質
にくらべて
体脂肪に
なりにくい

糖質をとり過ぎない主食

ごはん、めん、パンなどは、体内でエネルギー源として使われる糖質を多く含む食材です。血糖値を上げるだけでなく、必要以上にとると脂肪にかわるので、とり過ぎに注意が必要です。

調理のヒント

主食には、満腹感を高める役割もあります。単に量を減らすのではなく、低エネルギー食材と組み合わせるなどして、ボリューム感を増すとよいでしょう。

1 ごはんなどは控えめに

ごはんなら茶碗1杯程度に。
小食の人は、主食よりおかずを食べるようにする。

2 見た目や食感が似た食材で
かさ増し

めん類なら、一部をきのこやしらたきなどに
置きかえても違和感なく食べられる。

3 主食と組み合わせて満足度アップ

主菜と主食を合わせたひと皿にすれば、
ごはんなどの量が少なめでも満足できる。

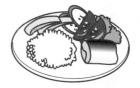

4 食物繊維が豊富な食材を
組み合わせる

よく噛んで食べる必要があるメニューなら、
食べるペースが落ちて少量でも満腹に。

5 パンにはバターよりオリーブオイルを

飽和脂肪酸が多いバターのかわりに、
不飽和脂肪酸を含むオリーブオイルがおすすめ。

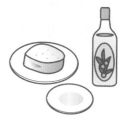

第1章
手術後の食事の
とり方とレシピ

前立腺がんの
基礎知識

前立腺がんの
治療法

前立腺がん治療の
後遺症と副作用への対応

再発を防ぎ体調を
整える生活のしかた

経済的な支援を受ける
手続きのすべて

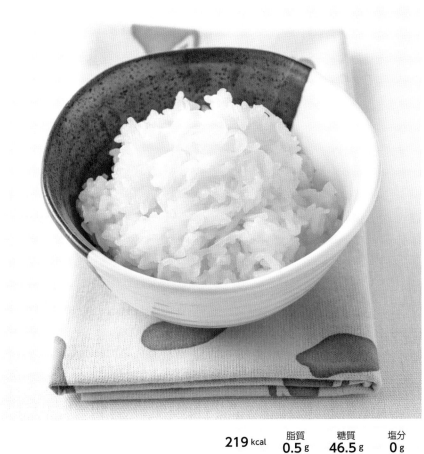

219 kcal	脂質	糖質	塩分
	0.5 g	46.5 g	0 g

しらたき入りごはん

材料 (作りやすい分量・約5人分)

米 ……………………………………… 2合
しらたき……………………………300g
酒………………………………大さじ2

作り方

①しらたきは下ゆでして水けを切り、
1cm長さに切る。

②炊飯器の内釜に洗った米と①を入
れる。酒に水を加えて①と½カップ
にして加え、軽く混ぜて普通に炊
く。

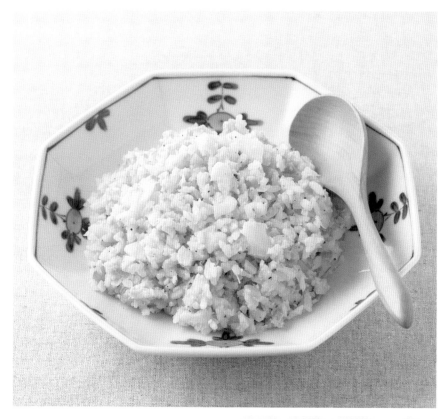

461 kcal	脂質 18.4 g	糖質 50.2 g	塩分 2.2 g

カリフラワー入りチャーハン

材料（1人分）

ごはん…………120g（茶碗に軽く1杯）
カリフラワー……………………100g
ロースハム……………………………2枚
卵…………………………………1個
しょうが（すりおろす）………小さじ1
長ねぎ（みじん切り）……………⅓本
鶏ガラスープの素……………小さじ½
ごま油……………………………小さじ2
塩、こしょう……………………各少々

作り方

①カリフラワーはさっとゆで、粗みじん切りにする。ハムは1cm角に切る。
②ボウルに卵を入れて溶きほぐし、ごはんを加えて混ぜる。
③フライパンにごま油を熱してしょうがと①を2分ほど炒め、②と鶏ガラスープの素を加えて炒める。
④ごはんがパラパラになったら長ねぎを加えて炒め、塩、こしょうで味をととのえる。

第**1**章

手術後の食事の
とり方とレシピ

P.12へ
前立腺がんの
基礎知識

P.13へ
前立腺がんの
治療法

前立腺がん治療の
後遺症と副作用への対応

P.15へ
再発を防ぎ体調を
整える生活のしかた

P.16へ
経済的な支援を受ける
手続きのすべて

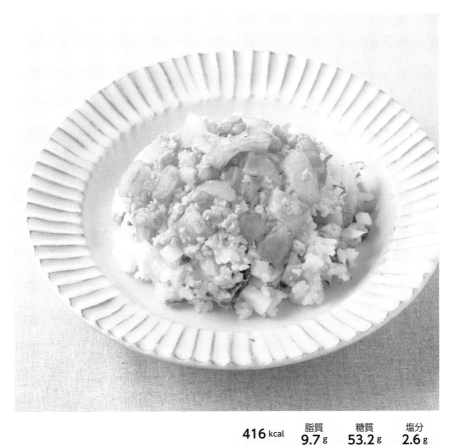

416 kcal	脂質 9.7 g	糖質 53.2 g	塩分 2.6 g

かぶ入りちらしずし

材料（1人分）

ごはん…………120g（茶碗に軽く1杯）
かぶ（根）………………………… 1個
かぶ（葉）…………………………適量
卵 ………………………………… 1個
白身魚の刺身……………………60g
すし酢…………………………大さじ1
ポン酢しょうゆ………………小さじ1
塩…………………………………少々

作り方

① かぶの根は1cmの角切り、葉は1cm
長さに切ってポリ袋に入れ、塩を
加えて軽くもむ。

② 卵は油をひかないフライパンで炒
り卵にする。

③ 刺身は1cm角に切り、ポン酢しょう
ゆであえる。

④ ボウルにごはんを入れ、すし酢を
加えて混ぜる。水けをきった①を
加えて軽く混ぜ合わせ、器に盛る。

⑤ ④に②をちらし、③をのせる。

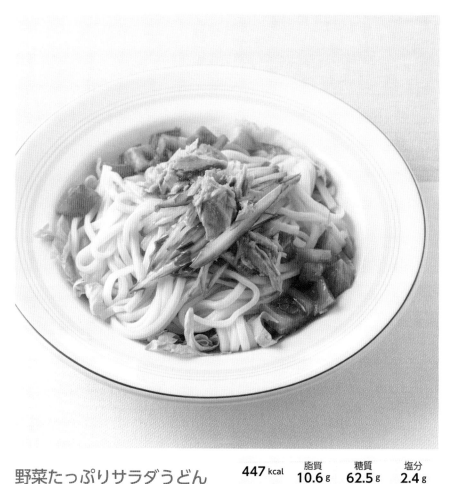

野菜たっぷりサラダうどん

447 kcal　脂質 **10.6**g　糖質 **62.5**g　塩分 **2.4**g

材料（1人分）

うどん（乾めん）……………………80g
レタス…………………………………2枚
きゅうり………………………………⅓本
トマト…………………………………½個
ツナ水煮缶………………1缶（100g）
Ⓐ ┌ ごま油……………………小さじ2
　 ├ ポン酢しょうゆ、レモン汁
　 │ ……………………………各大さじ1
　 └ ラー油（好みで）……………少々

作り方

① うどんは表示時間通りにゆで、水洗いして水けをきる。
② レタス、きゅうりはせん切り、トマトは角切りにする。
③ 器にレタスをしいて①、②を盛り、混ぜ合わせたⒶをかける。

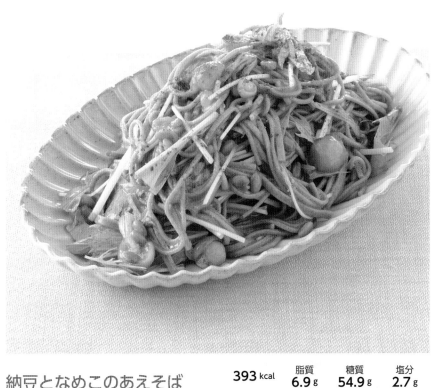

第1章
手術後の食事のとり方とレシピ

前立腺がんの基礎知識

前立腺がんの治療法

前立腺がん治療の後遺症と副作用への対応

再発を防ぎ体調を整える生活のしかた

経済的な支援を受ける手続きのすべて

納豆となめこのあえそば

393 kcal 　脂質 **6.9** g 　糖質 **54.9** g 　塩分 **2.7** g

材料（1人分）

乾そば……………………………70g
納豆……………………………1パック
なめこ…………………………1パック
水菜………………………………40g
Ⓐ［だし汁…………………¼カップ
　　めんつゆ……………大さじ1と⅓
一味唐辛子（好みで）……………少々

作り方

①水菜は3cm長さに切る。

②そばは表示時間通りにゆでる。ゆで上がる直前に水洗いしたなめこを加え、水にさらして水けをきる。

③ボウルにⒶを入れて混ぜ合わせ、①、②、納豆を加えて混ぜる。

④器に盛り、好みで一味唐辛子をふる。

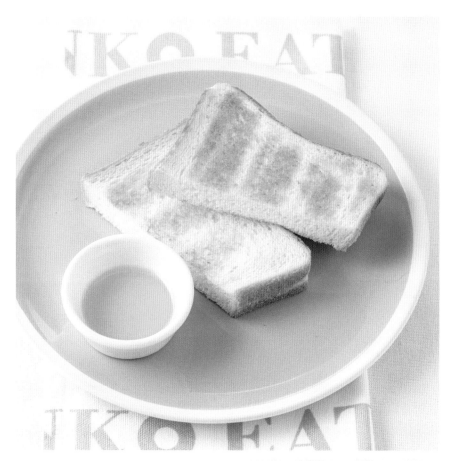

オリーブオイルトースト

232 kcal	脂質 10.6 g	糖質 26.6 g	塩分 0.8 g

材料（1人分）

食パン（6枚切り）⋯⋯⋯⋯⋯⋯⋯1枚
オリーブオイル⋯⋯⋯⋯⋯⋯小さじ2

作り方

①食パンはトーストし、食べやすく切る。
②オリーブオイルを添え、つけながら食べる。

第1章 手術後の食事のとり方とレシピ

前立腺がんの基礎知識

前立腺がんの治療法

前立腺がん治療の後遺症と副作用への対応

再発を防ぎ体調を整える生活のしかた

経済的な支援を受ける手続きのすべて

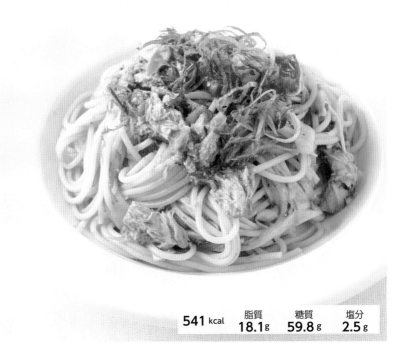

541 kcal	脂質 18.1g	糖質 59.8g	塩分 2.5g

さば缶ときのこの トマトソースパスタ

材料（1人分）

スパゲッティ……………………60g
さば水煮缶……………………1缶（80g）
えのきたけ……………………100g
長ねぎ……………………………½本
トマト……………………………1個
しょうが（せん切り）……………1かけ
青じそ（せん切り）………………2枚
Ⓐ ┌ さばの缶汁………………¼カップ
   │ 酒……………………………大さじ1
   │ しょうゆ……………………小さじ2
   │ みりん………………………小さじ1
   └ 塩、こしょう………………各少々
サラダ油………………………小さじ2

作り方

①えのきたけは根元を切り、ほぐす。長ねぎは斜め切りにし、トマトはひと口大に切る。

②たっぷりの熱湯でパスタをゆではじめる。ゆで上がる1分前にえのきたけを加える。

③フライパンに油としょうがを入れて弱火で熱し、香りがしてきたら長ねぎと汁けをきったさば、トマトを加えて炒める。

④2のゆで汁¼カップとⒶを加えて2～3分煮込み、水けをきった②を加えて水けをとばしながら炒める。

⑤器に盛り、青じそをのせる。

脂質をとり過ぎない主菜

主菜は、お肉、魚介、卵、豆類などタンパク質を多く含む食材を使ったおかずです。タンパク質は筋肉や骨、血液などの材料になる栄養素なので、毎食きちんととりましょう。

調理のヒント

動物性タンパク質が豊富な食材の中には、脂肪も多く含むものがあります。種類や部位を上手に選び、エネルギー量を考えながら調理法も工夫します。

1 メイン食材がお肉に偏らないように注意

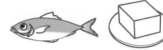

肉類にはとり過ぎに注意したい飽和脂肪酸が多いので、魚や豆製品なども利用する。

2 1食あたり 手のひらひとつ分を目安に

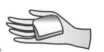

主菜のメインとなる食材は、手のひらひとつ分ほどの量を1食当たりの目安にする。

3 お肉は部位を上手に選ぶ

牛肉や豚肉もももやロースを選び、鶏肉は皮を取り除いて使うと脂質のとり過ぎを防げる。

4 魚は新鮮なものを選び、 油を落とさない

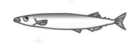

不飽和脂肪酸が豊富な魚の脂質は、積極的にとりたい成分。油を落とさない調理法で。

5 調理法の工夫で脂質を減らす

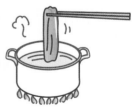

脂質の多いお肉は、ゆでる、油を使わずに焼くなどの調理法で脂を落とす工夫をする。

第1章
手術後の食事の
とり方とレシピ

前立腺がんの
基礎知識

前立腺がんの
治療法

前立腺がん治療の
後遺症と副作用への対応

再発を防ぎ体調を
整える生活のしかた

経済的な支援を受ける
手続きのすべて

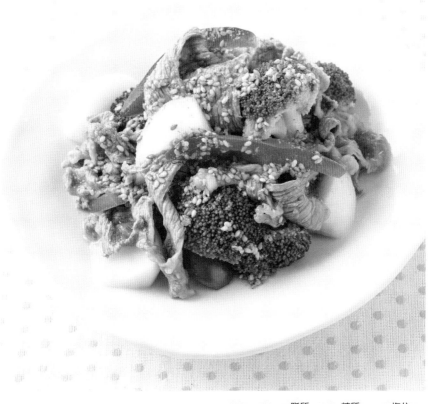

牛しゃぶサラダ

381 kcal	脂質 22.8 g	糖質 17.7 g	塩分 1.6 g

材料（1人分）

牛しゃぶしゃぶ用肉……………………90g
ブロッコリー…………………………80g
かぶ………………………………………1個
パプリカ（赤）…………………………½個
　┌ごま油、白炒りごま……各小さじ1
Ⓐ│めんつゆ（3倍濃縮）………小さじ2
　│だし汁……………………………大さじ2
　└練りわさび…………………小さじ½
片栗粉…………………………………適量

作り方

①ブロッコリーは小房に分け、かぶは
くし形切り、パプリカは乱切りにし
てさっとゆで、ザルに上げる。ゆで
汁はとっておく。

②牛肉に片栗粉をまぶし、①のゆで
汁でさっとゆでる。

③器に①、②を盛り、混ぜ合わせたⒶ
をかける。

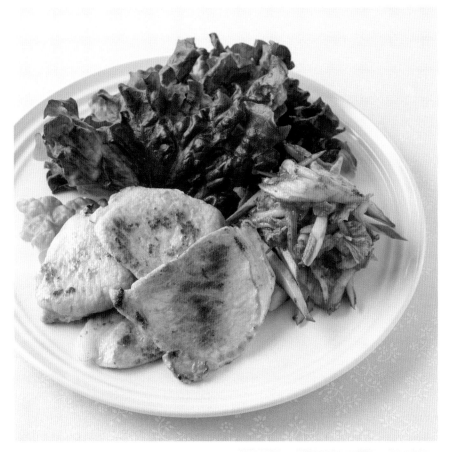

カリカリ豚のレタス巻き

324 kcal 　脂質 **21.7** g 　糖質 **5.8** g 　塩分 **1.9** g

材料 (1人分)

豚ロース薄切り肉……………………90g
きゅうり………………………………½本
サニーレタス………………………2枚
白菜キムチ…………………………80g
ごま油…………………………小さじ1

作り方

①きゅうりは太めのせん切りにし、サ
　ニーレタスは食べやすくちぎる。

豚肉は長さを半分に切る。
②フライパンを熱し、豚肉の両面を
　こんがり焼く。
③きゅうりと白菜キムチ、ごま油を混
　ぜ合わせる。
④器にレタスと②、③を盛り合わせ
　る。レタスで豚肉とキムチを包ん
　で食べる。

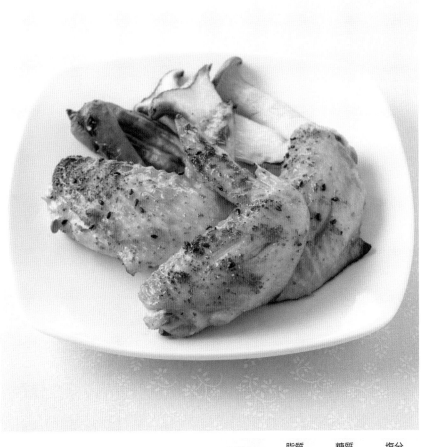

第1章 手術後の食事のとり方とレシピ

前立腺がんの基礎知識

前立腺がんの治療法

前立腺がん治療の後遺症と副作用への対応

再発を防ぎ体調を整える生活のしかた

経済的な支援を受ける手続きのすべて

手羽先の和風グリル

287 kcal	脂質 20.5 g	糖質 9.2 g	塩分 2.0 g

材料 (1 人分)

鶏手羽先……………………………3本
ししとう……………………………3本
エリンギ……………………………1本
Ⓐ ┌酒、しょうが (すりおろす)
  │ …………………………各小さじ1
  └みりん、しょうゆ、ごま油
    …………………………各小さじ2
七味唐辛子 (好みで)……………少々

作り方

①エリンギは縦にスライスし、ししとうは数カ所切込みを入れる。手羽先は骨に沿って切込みを入れる。
②ポリ袋に手羽先とⒶを入れてもみ、20分ほどなじませる。
③グリルに水けをきった②を並べ、七味唐辛子をふる。空いているところにエリンギとししとうを並べ、鶏肉に火が通るまで10分ほど焼く。こげそうな場合は途中で野菜を取り出す。

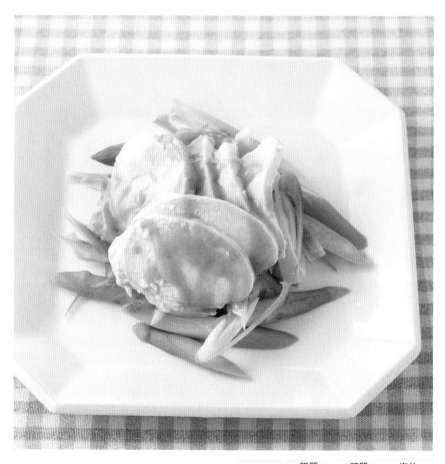

バンバンジー

278 kcal | 脂質 **14.8** g | 糖質 **4.8** g | 塩分 **1.9** g

材料 (作りやすい分量・2 人分)

鶏むね肉……………………………小1枚
グリーンアスパラガス………………4本
みょうが……………………………2個
Ⓐ ┌ しょうが (薄切り)…………2〜3枚
　 └ 長ねぎ (青い部分)……………適量
Ⓑ ┌ 白練りごま…………………大さじ2
　 │ 酢、しょうゆ、鶏肉のゆで汁
　 │ ………………………各大さじ1と⅓
　 └ 砂糖…………………………小さじ1

作り方

①鍋に鶏肉とⒶ、たっぷりの水を入れて火にかける。沸騰したらアクを取って弱火にし、7分ゆでる。火を止めて、そのまま粗熱をとる。

②グリーンアスパラガスはゆでて斜め切りにし、みょうがは斜め薄切りにする。

③器にスライスした①と②を盛り合わせ、混ぜ合わせたⒷをかける。

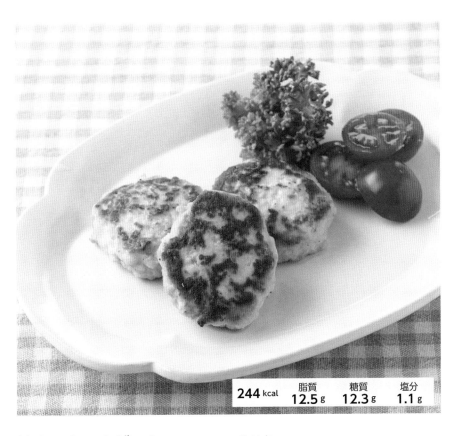

第**1**章 手術後の食事のとり方とレシピ

前立腺がんの基礎知識

前立腺がんの治療法

前立腺がん治療の後遺症と副作用への対応

再発を防ぎ体調を整える生活のしかた

経済的な支援を受ける手続きのすべて

244 kcal	脂質 12.5 g	糖質 12.3 g	塩分 1.1 g

焼きチキンナゲット

材料 (作りやすい分量・2 人分)

鶏むねひき肉……………………120g
豆腐 (木綿) ………………………60g
玉ねぎ (すりおろす) ……………¼個
にんにく (すりおろす) …………小さじ1
Ⓐ ┌ 顆粒コンソメ………………小さじ½
　 └ 塩、こしょう……………………各少々
Ⓑ ┌ 溶き卵………………………½個分
　 │ 小麦粉………………………大さじ2
　 └ 水……………………………大さじ1
オリーブオイル………………大さじ1
ミニトマト (半分に切る) …………4個
パセリ (好みで) …………………適量

作り方

① 豆腐はキッチンペーパーで包んで耐熱皿にのせ、ラップをかけずに電子レンジで2分加熱して水きりをする。

② ボウルにひき肉、玉ねぎ、にんにく、Ⓐを入れ、手で練り混ぜる。

③ ①をつぶしながら加え、Ⓑも加えてよく混ぜる。6等分し、それぞれ楕円形にまとめる。

④ フライパンにオリーブオイルを熱して③を並べ、両面を約2分ずつ焼く。器に盛り、ミニトマトとパセリを添える。

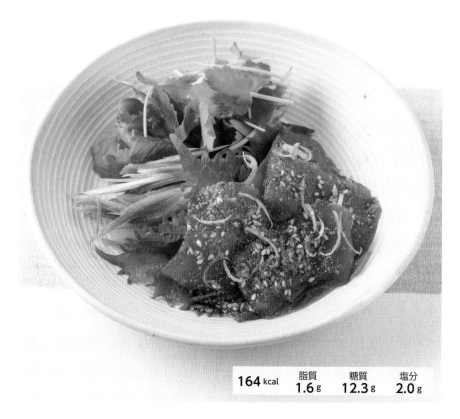

164 kcal	脂質 1.6 g	糖質 12.3 g	塩分 2.0 g

漬けまぐろと香り野菜の盛り合わせ

材料（1人分）

まぐろ赤身（刺身用）･･････････････90g
青じそ･･････････････････････････3枚
みょうが････････････････････････2個
みつば･･････････････････････････20g
Ⓐ　酒、みりん･･････････････各大さじ1
Ⓑ ┌ しょうゆ････････････････小さじ2
　 │ ゆずなど柑橘類の果汁･･････大さじ1
　 └ 練りわさび･･････････････小さじ½
ゆずの皮（好みで）･･････････････少々

作り方

① 小さめの耐熱容器にⒶを入れ、ラップをかけずに電子レンジで30秒加熱する。粗熱が取れたら、Ⓑとともにバットに入れる。

② まぐろはそぎ切りにして①に入れ、途中で裏返して20分ほど漬ける。

③ みょうがはせん切り、みつばは3cm長さに切る。青じそ、汁けをきった②とともに器に盛り、好みでゆずの皮をちらす。

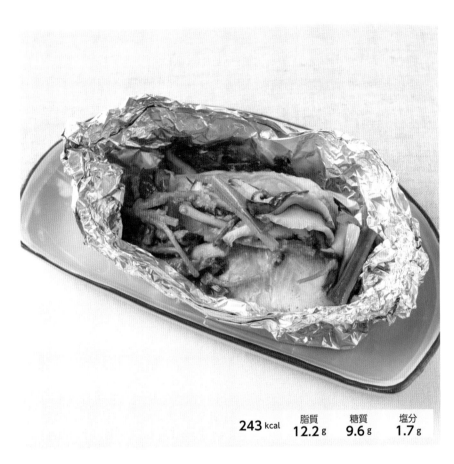

第1章 手術後の食事のとり方とレシピ

2 前立腺がんの基礎知識

3 前立腺がんの治療法

4 前立腺がん治療の後遺症と副作用への対応

5 再発を防ぎ体調を整える生活のしかた

6 経済的な支援を受ける手続きのすべて

243 kcal	脂質 12.2 g	糖質 9.6 g	塩分 1.7 g

さけと野菜のホイル焼き

材料（1人分）

生ざけ………………………………1切れ
にんじん…………………………… 20g
しいたけ……………………………2枚
細ねぎ………………………………4本
Ⓐ ┌ みそ、みりん、ごま油……各小さじ2
　 └ 削り節……………………………適量

作り方

① にんじんはせん切り、しいたけは薄切り、細ねぎは3cm長さに切る。

② ボウルにⒶを入れてよく混ぜ合わせ、①を加えてあえる。

③ アルミホイルの上に②の半量を広げてさけをのせ、さけの上に残りの①をのせる。ホイルを折りたたんでしっかり包む。

④ フライパンに③を入れて水①と¾カップ（分量外）を注ぎ、ふたをして強火で8〜10分ほど蒸し焼きにする。途中で水がなくなりそうになったら、適量を足す。

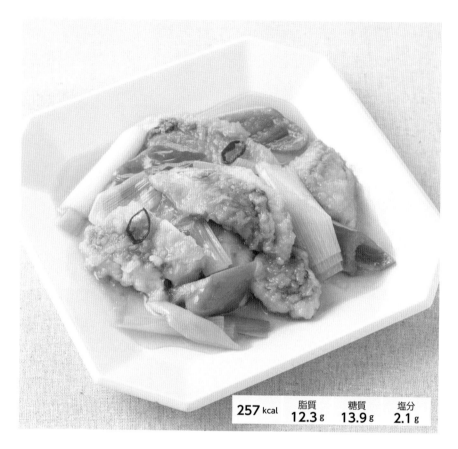

257 kcal	脂質 12.3 g	糖質 13.9 g	塩分 2.1 g

あじの焼き南蛮漬け

材料（1人分）

あじ（3枚おろし）	1尾分
長ねぎ	½本
ピーマン	2個
Ⓐ 酒、水	各大さじ1
Ⓑ だし汁	大さじ4
酢	大さじ1
みりん、しょうゆ	各小さじ2
赤唐辛子（輪切り）	⅓本
ごま油	小さじ2
片栗粉	適量

作り方

①長ねぎは4cm長さに切り、ピーマンは乱切りにする。あじは食べやすくそぎ切りにする。

②鍋にⒷを入れて火にかけ、ひと煮立ちさせてバットに入れる。

③フライパンにごま油を熱し、片栗粉をまぶしたあじの両面を焼く。

④③のフライパンのあいたところに野菜を入れてさっと炒め、Ⓐを加えてふたをし、1分ほど蒸し焼きにする。②に加え、20分ほどなじませる。

第1章 手術後の食事のとり方とレシピ

前立腺がんの基礎知識

前立腺がんの治療法

前立腺がん治療の後遺症と副作用への対応

再発を防ぎ体調を整える生活のしかた

経済的な支援を受ける手続きのすべて

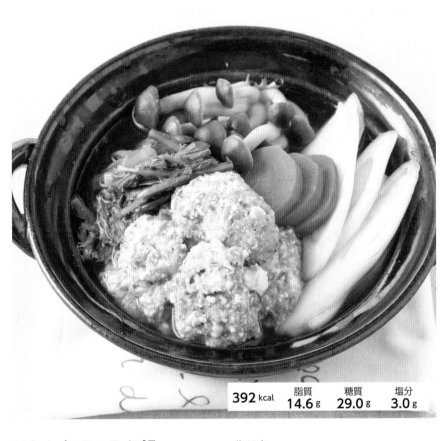

392 kcal	脂質 14.6 g	糖質 29.0 g	塩分 3.0 g

いわし缶のつみれ鍋

材料 (1 人分)

いわし水煮缶	1缶(90g)
豆腐(木綿)	⅓丁(100g)
長ねぎ	½本
にんじん	50g
しめじ	1パック
春菊	60g
Ⓐ ┌ だし汁	1カップ
┤ 酒	大さじ2
└ めんつゆ	大さじ1
片栗粉	大さじ2

作り方

① 長ねぎは斜め切り、にんじんは輪切り、春菊は3㎝長さに切る。しめじは小房に分ける。

② ボウルに汁けをきったいわし(缶汁はとっておく)と軽く水けをきった豆腐を入れて粗くほぐし、片栗粉を加えて混ぜ合わせる。

③ 鍋にⒶといわしの缶汁を入れて温め※、②をスプーンですくって落とす。①も加え、好みのやわらかさになるまで煮る。

※鍋の大きさや深さに合わせて、だし汁や調味料の分量を調節する。

37

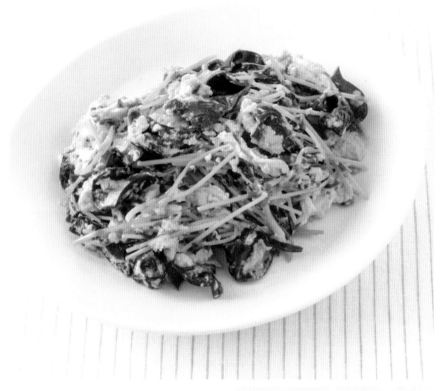

きくらげと豆苗の卵炒め

269 kcal 　脂質 19.6 g 　糖質 3.3 g 　塩分 2.3 g

材料 (1人分)

卵 ……………………………… 2個
きくらげ (乾燥) ………………… 4g
豆苗 …………………………… 40g
Ⓐ [酒 ……………………… 小さじ2
　　塩、こしょう ……………… 各少々
ごま油 ………………………… 小さじ2
ポン酢しょうゆ ………………… 大さじ1

作り方

① きくらげは水につけてもどし、かたい部分を切り落とす。豆苗は長さを半分に切る。

② ボウルに卵を入れて溶きほぐし、Ⓐを加えて混ぜる。

③ フライパンにごま油を熱して①を炒め、ポン酢しょうゆを回しかけて②を加える。周りから大きく混ぜ合わせ、半熟になるまで加熱する。

第**1**章
手術後の食事の
とり方とレシピ

2 前立腺がんの
基礎知識

3 前立腺がんの
治療法

4 前立腺がん治療の
後遺症と副作用への対応

5 再発を防ぎ体調を
整える生活のしかた

6 経済的な支援を受ける
手続きのすべて

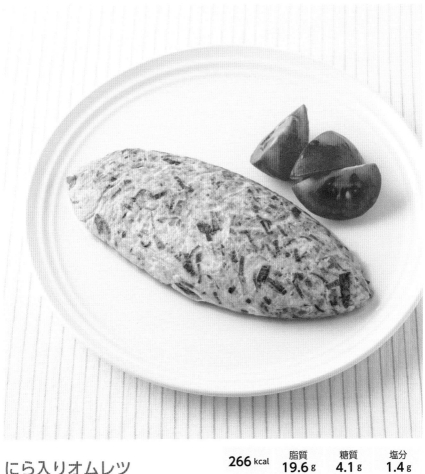

にら入りオムレツ

266 kcal　脂質 **19.6** g　糖質 **4.1** g　塩分 **1.4** g

材料 (1 人分)

卵 ……………………………… 2 個
にら ………………………………50g
トマト ……………………………½個
Ⓐ ┌鶏ガラスープの素、塩 ………各少々
　└水 ………………………………大さじ1
サラダ油 …………………………小さじ2

作り方

①にらは細かく切る。トマトはくし形
　切りにする。

②ボウルに卵を入れて溶きほぐし、
　Ⓐを加えて混ぜ合わせ、にらを加
　えてさらに混ぜる。

③フライパンにサラダ油を熱して②
　を流し入れ、形を整えながら両面
　を焼く。器に盛り、トマトを添える。

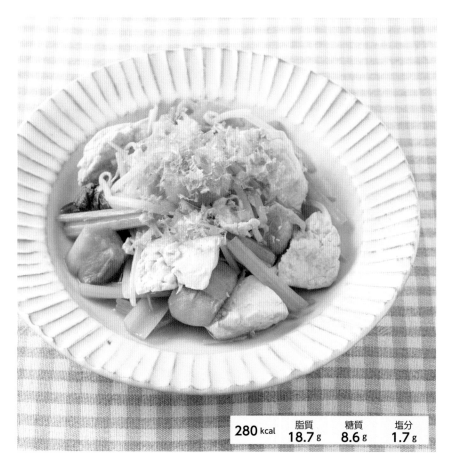

280 kcal	脂質 18.7 g	糖質 8.6 g	塩分 1.7 g

麩と豆腐のチャンプルー

材料（1人分）

麩（小町麩）……………………5個
豆腐（木綿）……………½丁（150g）
もやし…………………………100g
小松菜……………………………40g
しょうが（せん切り）……………1かけ
ポン酢しょうゆ…………大さじ1と½
ごま油……………………………大さじ1
削り節……………………………適量

作り方

① 麩は水につけてもどす。豆腐はキッチンペーパーで包んで耐熱皿にのせ、ラップをかけずに電子レンジで2分加熱して水きりをする。小松菜は4㎝長さに切る。

② フライパンにごま油を熱し、大きめにちぎった豆腐を入れる。焼き色がついたら端に寄せ、水けをしっかりしぼった麩と野菜を入れて炒める。

③ ポン酢しょうゆを加えて水分を飛ばすように炒める。器に盛り、削り節をちらす。

第1章 手術後の食事のとり方とレシピ

2 前立腺がんの基礎知識

3 前立腺がんの治療法

4 前立腺がん治療の後遺症と副作用への対応

5 再発を防ぎ体調を整える生活のしかた

6 経済的な支援を受ける手続きのすべて

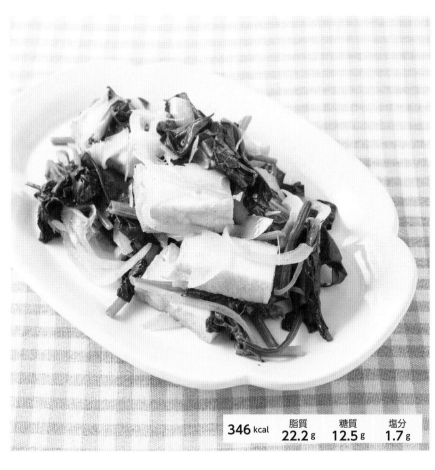

346 kcal	脂質 22.2 g	糖質 12.5 g	塩分 1.7 g

厚揚げとほうれんそうの さっぱり炒め

材料 (1 人分)

厚揚げ………………………1枚(180g)
ほうれんそう……………………60g
玉ねぎ…………………………¼個
Ⓐ ┌ 酒、みりん、しょうゆ、片栗粉
　　………………………各小さじ2
　　└ レモン汁………………大さじ1
オリーブオイル………………大さじ½
レモンの皮(国産・せん切り／好みで)
　………………………………適量

作り方

①ほうれんそうは4cm長さに切り、玉ねぎは薄切りにする。

②厚揚げは熱湯をかけて油抜きをし、一口大に切る。

③フライパンにオリーブオイルを熱し、玉ねぎを炒める。しんなりしてきたら②とほうれん草を加えてさらに炒める。

④混ぜ合わせたⒶを加え、1～2分炒める。器に盛り、レモンの皮をちらす。

野菜をとれる副菜&汁もの

副菜に適しているのは、野菜やきのこ、海藻などを使ったおかずです。とくに、すぐれた抗酸化力をもつ緑黄色野菜は、しっかりとりたい食材。毎日の食事に、積極的にとり入れましょう。

調理のヒント

主食、主菜に加え、毎食1～2品の副菜をとるのが理想です。
いろいろな種類の食材を使うことを意識すると、バランスのよい食事になります。

1 食卓の彩りを意識する

緑黄色野菜は、色が濃いのが特徴。
カラフルなおかずを、意識して食べるようにする。

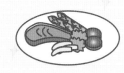

2 緑黄色野菜は油と組み合わせる

βカロテンは脂溶性。ビタミンEが豊富な
植物油と一緒にとると、吸収率も抗酸化力もアップ。

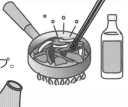

3 野菜不足解消には温野菜を

野菜は加熱するとかさが減るため、たっぷり
食べたいときは生野菜より温野菜がよい。

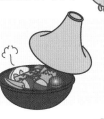

4 食物繊維が豊富な食材を利用

食物繊維は血糖値のコントロールに役立つうえ、
ほぼ0kcalなのでダイエットの助けにも。

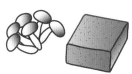

5 汁ものをプラスして満腹感アップ

食べ過ぎ防止には、汁ものも有効。
具だくさん&汁を少なめにすれば減塩効果も。

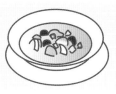

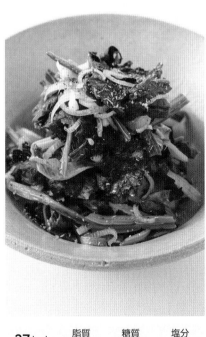

第1章 手術後の食事のとり方とレシピ

2 前立腺がんの基礎知識

3 前立腺がんの治療法

4 前立腺がん治療の後遺症と副作用への対応

5 再発を防ぎ体調を整える生活のしかた

6 経済的な支援を受ける手続きのすべて

27 kcal	脂質 0.5 g	糖質 1.2 g	塩分 0.6 g

ほうれんそうの焼きのりあえ

材料と作り方（1人分）

① ほうれんそう80gはゆでて水けをきり、4cm長さに切る。みょうが1個は小口切りにする。

② ボウルに①を入れ、しょうゆ小さじ2/3、軽くあぶってちぎった焼きのり1枚を加えてあえる。

③ 器に盛り、好みで粉山椒少々をふる。

71 kcal	脂質 4.2 g	糖質 5.0 g	塩分 1.0 g

焼きアスパラのしょうがじょうゆあえ

材料と作り方（1人分）

① グリーンアスパラガス3本は長さを3等分に切り、ごま油小さじ1を熱したフライパンで転がしながら焼き色をつける。水大さじ2を加え、ふたをして1分ほど蒸し焼きにする。

② ボウルにしょうがのすりおろし、みりん、しょうゆ各小さじ1を入れて混ぜ、①を加えてあえる。

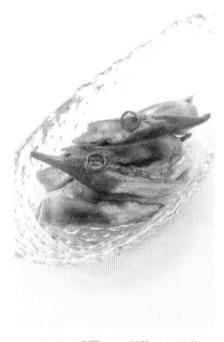

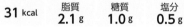

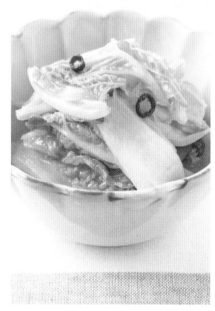

31 kcal	脂質 2.1 g	糖質 1.0 g	塩分 0.5 g

40 kcal	脂質 2.2 g	糖質 2.8 g	塩分 1.2 g

焼きオクラのだしびたし

材料と作り方（作りやすい分量・2人分）

①フライパンにごま油小さじ1を熱し、ガクをとったオクラ8本を入れて弱火でじっくり炒める。

②鍋にだし汁80㎖、酒大さじ1、塩少々、赤唐辛子の小口切り⅓本分を入れてひと煮立ちさせ、保存容器などに①とともに入れて味をなじませる。

白菜のピリ辛甘酢あえ

材料と作り方（作りやすい分量・2人分）

①白菜200gは芯をそぎ切り、葉をざく切りにし、塩少々をまぶしてボウルに入れておく。

②鍋に水大さじ3、鶏ガラスープの素小さじ½、酢大さじ1、しょうゆ、ごま油各小さじ1を入れ、赤唐辛子の小口切り½本分を加えて火にかける。

③②が沸騰したら①にかけて全体を混ぜ、30分ほどなじませる。

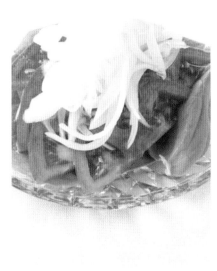

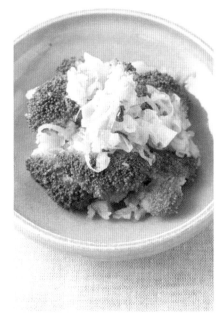

96 kcal	脂質 **4.2**g	糖質 **11.6**g	塩分 **0.8**g

157 kcal	脂質 **12.7**g	糖質 **2.7**g	塩分 **0.6**g

酢玉ねぎのせトマトサラダ

材料と作り方（1人分／酢玉ねぎのみ
作りやすい分量・4人分）

① 玉ねぎ1個は薄切りにし、保存容器
などに入れる。

② 鍋に酢½カップ、水¼カップ、砂糖
大さじ2、塩小さじ½を入れてひと
煮立ちさせ、①に注いで漬け込む。

③ トマト½個はくし形切りにし、ち
ぎったサラダ菜2枚とともに器に
盛る。①の¼量をのせ、オリーブオ
イル小さじ1を回しかける。

※残った酢玉ねぎは冷蔵庫で保存し、早めに食べ
るようにする。

ブロッコリーのねぎ油あえ

材料と作り方（1人分）

① ブロッコリー100gは小房に分け
てゆでる。長ねぎ⅓本、赤唐辛子
½本はそれぞれ小口切りにする。

② 小さめのフライパンにオリーブオ
イル大さじ1と長ねぎ、赤唐辛子
を入れ、弱火にかける。塩少々を加
え、混ぜながら3分ほど炒める。

③ ブロッコリーを②であえる。

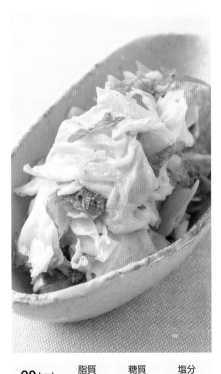

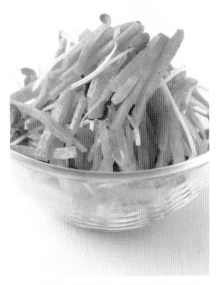

90 kcal	脂質 6.4 g	糖質 5.1 g	塩分 1.1 g

87 kcal	脂質 6.6 g	糖質 4.7 g	塩分 0.9 g

キャベツのからしマヨサラダ

材料と作り方（1人分）

①キャベツ1枚はざく切りにして塩少々をふり、15分ほどおく。

②ボウルにマヨネーズ小さじ2、しょうゆ小さじ⅓、練りからし小さじ½、こしょう少々を入れて混ぜ合わせ、水けをしぼった①とちぎった青じそ3枚を加えてあえる。

にんじんのカレー風味サラダ

材料と作り方（1人分）

①にんじん50gはせん切りにして塩少々をふる。貝割れ15gは長さを半分に切る。

②ボウルにフレンチドレッシング大さじ1、カレー粉小さじ½、こしょう少々を入れて混ぜ合わせ、水けをしぼったにんじんと貝割れを加えてあえる。

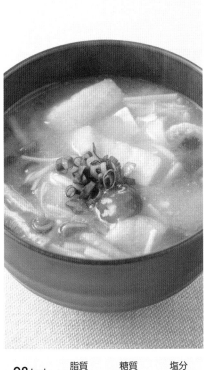

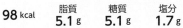

| 98 kcal | 脂質 5.1 g | 糖質 5.1 g | 塩分 1.7 g |

きのこと油揚げのみそ汁

材料と作り方（1人分）

①えのきたけ40gは2cm長さに切り、なめこ50gは水洗いして軽くぬめりをとる。油揚げ½枚は熱湯をかけて油抜きをし、短冊切りにする。

②鍋にだし汁1カップと①を入れ、沸騰したらアクを取って1〜2分煮る。

③みそ小さじ2を溶き入れて器に盛り、細ねぎの小口切り適量をのせる。

| 95 kcal | 脂質 5.8 g | 糖質 1.7 g | 塩分 1.5 g |

もずくとレタスのかき玉汁

材料と作り方（1人分）

①レタス2枚は食べやすくちぎる。

②鍋に水1カップ、鶏ガラスープの素小さじ½、もずく60gを入れて火にかける。沸騰したら中火にして①を加え、塩、こしょう各少々で味をととのえる。

③強火に戻し、沸騰したら溶き卵1個分を回し入れる。

第1章 手術後の食事のとり方とレシピ

2 前立腺がんの基礎知識

3 前立腺がんの治療法

4 前立腺がん治療の後遺症と副作用への対応

5 再発を防ぎ体調を整える生活のしかた

6 経済的な支援を受ける手続きのすべて

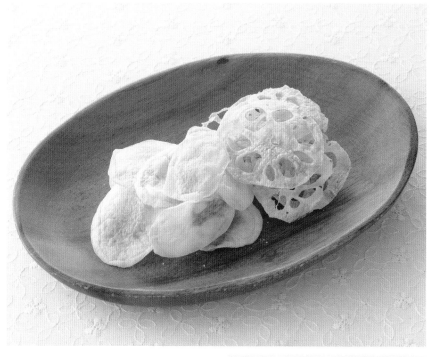

50 kcal	脂質 0.1 g	糖質 10.6 g	塩分 0.8 g

野菜チップス

材料（1人分）

れんこん……………………………30g
じゃがいも…………………………40g
塩………………………………… 少々

作り方

①れんこん、じゃがいもはできるだけ
　薄く切り、水にさらす。

②耐熱皿にオーブンシートを敷き、
水けをよく拭いた①を重ならない
ように並べる。

③電子レンジで3分加熱して裏返し、
さらに2分ほど加熱する。器に盛
り、塩をふる。

※野菜の薄さによって加熱時間が異なるので、様子
を見ながら加熱する。

間食はしないのが理想ですが、食べたい場合、肥満が気になる人は糖質や脂質が控えめなものを選ぶようにしましょう。

第1章 手術後の食事のとり方とレシピ

前立腺がんの基礎知識

前立腺がんの治療法

前立腺がん治療の後遺症と副作用への対応

再発を防ぎ体調を整える生活のしかた

経済的な支援を受ける手続きのすべて

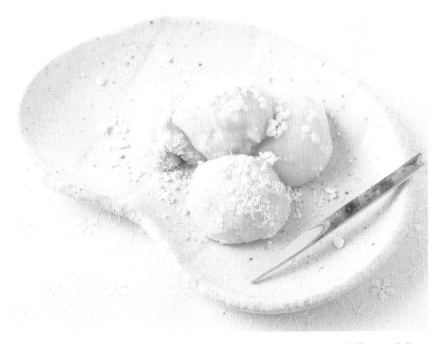

141 kcal	脂質 0.8 g	糖質 32.2 g	塩分 0 g

豆乳わらびもち

材料（作りやすい分量・5人分）

片栗粉……………………………50g
きび砂糖（または白砂糖）…………50g
豆乳（成分無調整）………………1カップ
水……………………………… ½カップ
Ⓐ　きび砂糖、片栗粉………各大さじ4

作り方

①鍋に片栗粉ときび砂糖を入れ、水を少しずつ加えながらダマにならないように混ぜる。きれいに混ざったら豆乳も加えて混ぜる。

②①を混ぜながら加熱し、粘りが出てきたらさらに3〜4分、加熱しながら練る。

③バットにⒶの半量を広げ、②を流し入れて残りのⒶをかける。粗熱がとれたら、ひと口大にちぎって丸める。

49

生活習慣病予防に！
うす味でも満足できる味つけのコツ

だしをきかせる

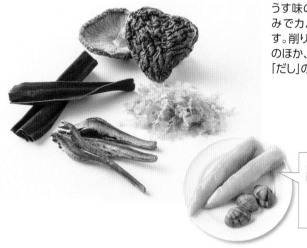

うす味のもの足りなさは、うまみでカバーすることができます。削り節や昆布といった定番のほか、肉類や貝類なども濃い「だし」の出る食材です。

> **おすすめ食材**
> 削り節、昆布、煮干し、しいたけ、干しえび、干し貝柱、肉類、あさり、しじみ　など

香りや辛みを加える

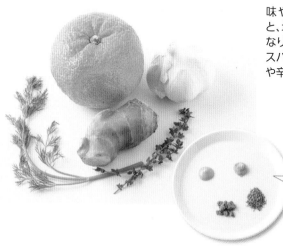

味や香りにメリハリをつけると、塩味の薄さが気にならなくなります。柑橘類や香味野菜、スパイスなどを利用して、風味や辛みを加えてみましょう。

> **おすすめ食材**
> にんにく、しょうが、ねぎ、みょうが、ハーブ類、かんきつ類、からし、わさび、こしょう、カレー粉、唐辛子　など

体調管理のためには、血圧のコントロールも大切です。
塩分のとり過ぎを防ぐため、味つけにひと工夫してみましょう。

酸味を加える

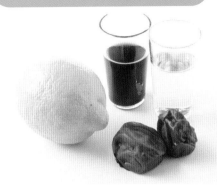

おすすめ食材
酢、かんきつ類、ポン酢
しょうゆ、梅干し、ヨー
グルト　など

酢や柑橘類の酸味は、味
のアクセントになります。
酢は加熱するとツンとす
る酸味がやわらぎ、うま
みも増します。

野菜のうまみを生かす

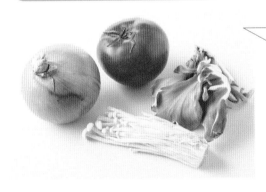

おすすめ食材
玉ねぎ、トマト、にんじ
ん、セロリ、きのこ類
など

野菜も、じっくり加熱する
ことでうまみを引き出す
ことができます。スープ
や煮込み料理などで味
わいましょう。

薄味をカバーする調理のコツ

**味つけは
表面に**
食材の表面に調味料を
からめるようにすると、
口に入れたときに味を
強く感じます。

**焦げめをつけて
香ばしく**
グリルやフライパンで
焼く際は、表面に軽く
焦げめをつけることで
風味＆食感がよく
なります。

**普通の味の
おかずと組み合わせる**
献立の中に1品は
うす味でないものを
加えるともの足りなさを
感じず、満足感も
高まります。

51

放射線療法・ホルモン療法による不調があるとき

ホルモン療法を続けていると、骨粗しょう症が起きやすくなるため、食事の内容にも気を配りましょう。放射線療法の副作用で下痢が見られる場合は、刺激の弱い食事を心がけます。

放射線療法・ホルモン療法中の**調理のヒント**

治療の副作用の現れ方には、個人差があります。
自分の体調に合わせて、食べ方を工夫していきましょう。

1 ホルモン療法中は骨の健康維持が大切

骨粗しょう症の進行を抑えるため、骨の材料となる
カルシウムやタンパク質の補給が大切。

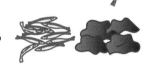

2 カルシウムには
ビタミンDを組み合わせて
ビタミンDにはカルシウムの吸収率を高める
働きがあるので、一緒にとると効率がよい。

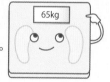

3 ホルモン療法中は肥満にも注意

ホルモン療法を受けると体重が増える傾向がある。
食事に気を配り、体重管理を。

65kg

4 下痢が見られるときは
水分と栄養補給が大切
胃腸を刺激しないものを選ぶことが大切。下痢を
すると水分も失われるので、水分補給も忘れずに。

5 体調が悪いときは
無理なく食べられるものを
体調が悪いときは無理をせず、栄養バランス
などより、「食べられそうなもの」を優先する。

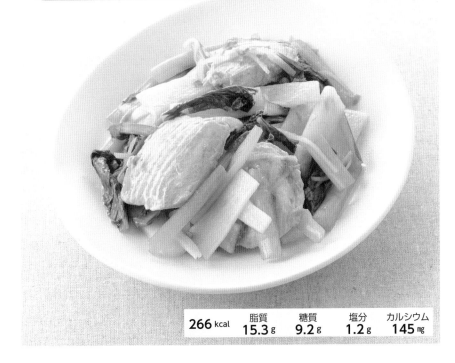

第1章 手術後の食事のとり方とレシピ

前立腺がんの基礎知識

前立腺がんの治療法

前立腺がん治療の後遺症と副作用への対応

再発を防ぎ体調を整える生活のしかた

経済的な支援を受ける手続きのすべて

ホルモン療法を受けているとき

266 kcal	脂質	糖質	塩分	カルシウム
	15.3 g	9.2 g	1.2 g	145 mg

さけと青菜のポン酢炒め

材料（1人分）

生ざけ……………………1切れ（70g）
小松菜…………………………………70g
長いも…………………………………50g
しょうが（せん切り）……………½かけ
Ⓐ［酒、だし汁、ポン酢しょうゆ
　　　　　　　……………………各大さじ1
ごま油…………………………………大さじ1
削り節…………………………………適量

作り方

①小松菜は3cm長さに切る。長いもは短冊切りにする。さけはひと口大に切る。

②フライパンにごま油としょうがを入れて弱火で熱し、香りが出たら中火にしてさけを加える。小松菜、長いもをさけにかぶせるように入れ、ふたをして2分ほど蒸し煮にする。

③Ⓐを回しかけて水分を飛ばすように炒め、削り節を加えて全体を混ぜる。

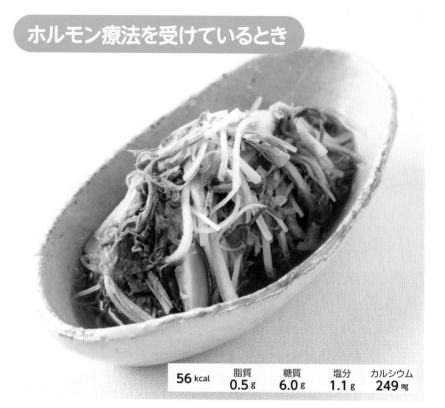

56 kcal	脂質 0.5 g	糖質 6.0 g	塩分 1.1 g	カルシウム 249 mg

水菜と桜えびの煮びたし

材料 (1人分)

水菜······························60g
桜えび·····························6g
干ししいたけ·······················2枚
Ⓐ［酒···························小さじ2
　みりん、しょうゆ··········各小さじ1

作り方

①水菜は3cm長さに切る。干ししいたけは1カップの水につけてもどし、せん切りにする(もどし汁はとっておく)。

②鍋に干ししいたけのもどし汁とⒶを入れ、干ししいたけ、桜えびを加えて火にかける。

③沸騰したら水菜を加え、2〜3分煮る。

ホルモン療法を受けているとき

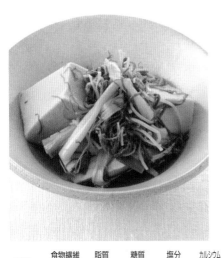

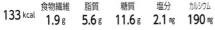

133 kcal ／ 食物繊維 **1.9**g ／ 脂質 **5.6**g ／ 糖質 **11.6**g ／ 塩分 **2.1**mg ／ カルシウム **190**mg

高野豆腐と おかひじきの煮もの

材料（1人分）

```
高野豆腐……………………………1枚
おかひじき…………………………40g
細ねぎ……………………………3～4本
  ┌だし汁…………………………180ml
Ⓐ│みりん、しょうゆ………各大さじ1
  └酒…………………………………小さじ2
```

作り方

①高野豆腐1枚はぬるま湯でもどし、水けをしぼって4等分に切る。おかひじき、細ねぎはそれぞれ3～4cm長さに切る。

②鍋にⒶを入れて火にかけ、沸騰したら①を加える。落としぶたをして7～8分煮る。

放射線療法を受けているとき

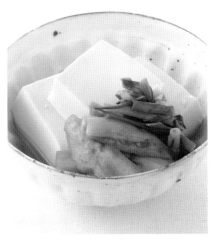

210 kcal ／ 脂質 **9.1**g ／ 糖質 **12.6**g ／ 塩分 **1.9**g

煮やっこ

材料（1人分）

```
豆腐…………………………1丁（300g）
なす…………………………………1本
細ねぎ……………………………3～4本
  ┌だし汁…………………………1カップ
Ⓐ│酒、しょうゆ……………各小さじ2
  └みりん…………………………小さじ1
```

作り方

①豆腐は3等分に切る。なすは皮をむき、長さを半分に切ってさらに四つ割りにする。細ねぎは3cm長さに切る。

②鍋にⒶとなすを入れ、5分ほど煮る。豆腐と細ねぎを加え、弱火にしてさらに5分煮る。

がんを防ぐための新12カ条

「がんを防ぐための新 12 カ条」は、現時点で科学的に認められている証拠や、日本人を対象とした調査に基づいてまとめられたもの。がんの予防だけでなく、再発などを防ぐための生活習慣づくりにも役立ちます。

1. たばこは吸わない
2. 他人のたばこの煙をできるだけ避ける
3. お酒はほどほどに
4. バランスのとれた食生活を
5. 塩辛い食品は控えめに
6. 野菜や果物は不足にならないように
7. 適度に運動
8. 適切な体重維持
9. ウイルスや細菌の感染予防と治療
10. 定期的ながん検診を
11. 身体の異常に気がついたら、すぐに受診を
12. 正しいがん情報でがんを知ることから

（国立がん研究センター がん予防・検診研究センター）

第2章

前立腺がんの
基礎知識

前立腺の構造と役割

前立腺は男性特有の臓器で、精のう、精巣上体とともに、副性器と呼ばれ、排尿と射精に大きくかかわっています。

●前立腺とは

　前立腺は、膀胱の真下にあって尿道と射精管を取り囲み、前部は恥骨、後部は直腸に挟まれて、ちょうど栗の実のような形と大きさをしています。外側は前立腺被膜で覆われ、3分の2は、尿道を囲む移行領域、そのそばの中心領域、辺縁領域という腺組織が、あとの3分の1は前部繊維筋性間質と呼ばれる非腺組織が占めています。

●前立腺液を分泌する

　前立腺は思春期に男性ホルモンの影響を受けて成長し、前立腺液を分泌するようになります。前立腺液は精液の約30％を占め、タンパク質、クエン酸、亜鉛などさまざまな物質を含んでおり、弱酸性の女性生殖器の中でも精子を守り、活発に活動できるよう、弱アルカリ性を保っています。前立腺液の助けがないと精子だけでは活動できません。

●排尿と射精をコントロール

　尿と精液の出口は同じですが、同時に出てくることはありません。尿意が高まると内尿道括約筋や前立腺内の平滑筋が緩んで尿道が開き、外尿道括約筋が緩められると、膀胱から尿が排出されます。もう一つの役割が射精のコントロールです。性的興奮が高まると、尿道括約筋が収縮して前立腺内の尿道に前立腺液が溜まります。そこに精子が精のう液といっしょに射精管へ流れ込んで精液となります。射精時には前立腺内部の平滑筋などが収縮し、外尿道括約筋が緩んで、精液は一気に体外に放出されます。このように前立腺は生殖と深くかかわっており、大切な役割を果たしています。

前立腺の位置

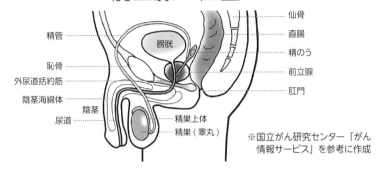

精管
膀胱
恥骨
外尿道括約筋
陰茎海綿体
陰茎
尿道

仙骨
直腸
精のう
前立腺
肛門
精巣上体
精巣（睾丸）

※国立がん研究センター「がん情報サービス」を参考に作成

排尿のしくみ

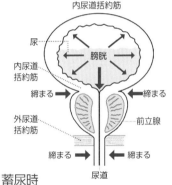

内尿道括約筋

尿
内尿道括約筋

締まる
締まる

外尿道括約筋

締まる
前立腺

締まる
尿道

蓄尿時
膀胱が空になると内尿道括約筋、外尿道括約筋、前立腺の平滑筋が締まり、膀胱に尿を溜めて漏れないようにする

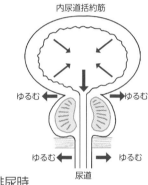

内尿道括約筋

ゆるむ
ゆるむ

ゆるむ
ゆるむ
尿道

排尿時
尿意を覚えると、脳から指令が行って内尿道括約筋や前立腺の平滑筋が緩み、尿が排せつされる

射精のしくみ

射精時は、内尿道括約筋は収縮したまま、外尿道括約筋のみがゆるむので尿は排出されず、精液だけが放出される

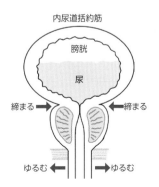

内尿道括約筋

膀胱

尿

締まる
締まる

ゆるむ
ゆるむ

第1章 手術後の食事のとり方とレシピ

第2章 前立腺がんの基礎知識

第3章 前立腺がんの治療法

第4章 前立腺がん治療の後遺症と副作用への対応

第5章 再発を防ぎ体調を整える生活のしかた

第6章 経済的な支援を受ける手続きのすべて

前立腺がんとはどういうものか?

前立腺がんは、前立腺の腺組織に発生する悪性の腫瘍です。とくに高齢者に多く、進行が遅いため、気づきにくいのが特徴といわれています。

●初期には気づかれにくい

　前立腺がんが発生する確率は、辺縁領域で約70%、中心領域で約5%、移行領域で約25%といわれています。尿道から離れた辺縁領域に発生することが多いので、排尿障害が現れにくく、痛みもないので、気づかれにくい怖さがあります。加齢、遺伝、高脂肪食が要因になるので、できれば50歳から、家族歴がある人は40歳からの検査が推奨されています。

●多くは進行が遅い

　前立腺は、精巣から分泌される男性ホルモンの作用を大きく受けます。男性ホルモンの分泌が多いほど、がんも増殖するので、ほかのがんに比べて高齢の患者の多い前立腺がんは、年齢に伴い男性ホルモンの分泌が少なくなっている分、進行が遅い傾向にあります。前立腺肥大症の手術の際に、偶然見つかったがんを「偶発がん」といい、ほかの病気で亡くなった人を死後に調べて、初めて前立腺がんが見つかることもあります。このようながんを「潜伏がん(ラテントがん)」といいます。

●死亡率は低く、早期なら治療可能

　2016年の調査では全年齢の男性の中で罹患者数が、胃がんに次いで第2位*でしたが、2020年には胃がんを抜いてトップになると予想されています。しかし2018年は、全年齢の男性で死亡率が第7位*と、罹患する人が多いわりには、亡くなる人がさほど多くないという傾向があります。診断後に転移が起きなければ5年相対生存率は100%です。診断後も長く生きられる人は多いと考えられます。

*国立がん研究センターがん情報サービス「がん登録・統計」(人口動態統計)より

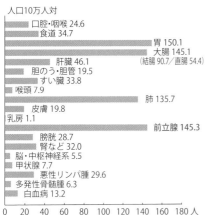

●部位別がんの罹患率
　（男性・全年齢）2016年

人口10万人対

口腔・咽喉 24.6
食道 34.7
胃 150.1
大腸 145.1
（結腸 90.7／直腸 54.4）
肝臓 46.1
胆のう・胆管 19.5
すい臓 33.8
喉頭 7.9
肺 135.7
皮膚 19.8
乳房 1.1
前立腺 145.3
膀胱 28.7
腎など 32.0
脳・中枢神経系 5.5
甲状腺 7.7
悪性リンパ腫 29.6
多発性骨髄腫 6.3
白血病 13.2

0　20　40　60　80　100　120　140　160　180人

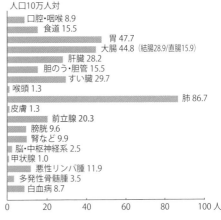

●部位別がんの死亡率
　（男性・全年齢）2018年

人口10万人対

口腔・咽喉 8.9
食道 15.5
胃 47.7
大腸 44.8（結腸28.9／直腸15.9）
肝臓 28.2
胆のう・胆管 15.5
すい臓 29.7
喉頭 1.3
肺 86.7
皮膚 1.3
前立腺 20.3
膀胱 9.6
腎など 9.9
脳・中枢神経系 2.5
甲状腺 1.0
悪性リンパ腫 11.9
多発性骨髄腫 3.5
白血病 8.7

0　20　40　60　80　100人

※国立がん研究センターがん情報サービス「がん登録・統計」（人口動態統計）より

●がんで死亡する確率(男性)2018年

部位	生涯のがん死亡リスク(%)	何人に1人か
全がん	23.9	4人
食道	1.0	97人
胃	3.2	32人
大腸(結腸・直腸)	3.0	34人
肝臓	1.9	53人
胆のう・胆管	1.0	97人
すい臓	2.0	51人
肺	5.7	17人
前立腺	1.3	75人
甲状腺	0.1	1560人
悪性リンパ腫	0.8	126人
白血病	0.6	170人

※すべて国立がん研究センターがん情報サービス「がん登録・統計」（人口動態統計）より

第1章　手術後の食事のとり方とレシピ

第2章　前立腺がんの基礎知識

第3章　前立腺がんの治療法

第4章　前立腺がん治療の後遺症と副作用への対応

第5章　再発を防ぎ体調を整える生活のしかた

第6章　経済的な支援を受ける手続きのすべて

前立腺がんの症状

早期にはほとんど自覚症状がないですが、進行するにしたがい排尿トラブルなどの症状が現れ、さらに進むと骨に転移し、激しい痛みを引き起こすことがあります。

●初期にはほとんど症状が出ない

前立腺がんは排尿障害が現れにくく、痛みもないため、初期の段階では自覚症状がほとんどありません。そのため、症状に気づいたときには病気が進んでいることも多く、治療が遅れがちになります。夜中に何回もトイレに行く（夜間頻尿）、尿が出にくい（排尿困難）、排尿時に痛みを感じる、尿や精液に血が混じる（血尿、血精液症）、尿の勢いが悪くなるなど、前立腺肥大症と同じような症状が現れるころには、かなり進行していると思われます。

●前立腺肥大症とどこが違う？

中高年の男性が排尿時に違和感を感じると、まず前立腺肥大症を疑うケースが多いですが、前立腺がんと前立腺肥大症とは、全く違う病気です。加齢によって前立腺が大きくなり、尿道が圧迫されることによって起きるのが前立腺肥大症で、前立腺がん、とくに局所進行がんの場合と症状が似ています。頻尿、とくに夜間の頻尿、残尿感、排尿困難、尿もれなどの排尿障害が特徴的です。前立腺肥大症は命にかかわることはなく、適切な治療を受ければ大きな改善が期待できます。

●骨とリンパに転移した時の症状

さらに進行すると、骨への転移に至ることがあります。前立腺がんには、がんが元の場所から血液に乗って骨に転移する骨転移が多く見られます。とくに多い部位は背骨、骨盤骨、座骨、下部腰椎、肋骨、大腿骨で、背中や腰の痛み、麻痺、しびれなどが発生し、時には激しい痛みを伴います。痛みだけでなく、脚の運動障害やしびれが起きることもあります。リンパ節に転移すると、下肢のむくみが生じます。

前立腺がんの症状

- 尿の勢いが弱い
- 排尿の回数（とくに夜間）が多い
- 排尿開始時に尿が出にくい
- 残尿感（尿が出きっていない感じ）がある
- 排尿時に痛みやヒリヒリした感覚がある
- 尿や精液に血液が混じっている
- 背中や股関節、骨盤あたりの痛みが治らない
- 息切れ、強い疲労感、脈が速くなる、めまい、貧血により皮膚が青白くなる

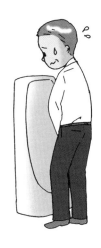

前立腺肥大症との違い

前立腺肥大症と共通の症状もありますが、症状だけで見分けるのは困難です。
しかし原因が全く違うので、前立腺肥大症ががんになることはありません。

	原　因	年　齢	症　状
前立腺肥大症	加齢で前立腺が大きくなり、尿道が圧迫されて排尿に問題が起きる	50歳以上に多い	夜間頻尿、残尿感、尿漏れ
前立腺がん	食生活の欧米化、遺伝などで起きる悪性の腫瘍	50歳以上に多い	初期には自覚症状がなく、進行してから排尿困難、夜間頻尿が起きる。尿や精液に血が混じる、背中や腰の痛みが起こることも

第1章　手術後の食事のとり方とレシピ

第2章　前立腺がんの基礎知識

第3章　前立腺がんの治療法

第4章　前立腺がん治療の後遺症と副作用への対応

第5章　再発を防ぎ体調を整える生活のしかた

第6章　経済的な支援を受ける手続きのすべて

早期発見に役立つPSA検査(腫瘍マーカー検査)

簡単にできて、精度も高いPSA検査は、症状の出ない前立腺がんの早期発見、早期治療、そして経過観察のために最も有用で欠かせない検査です。

●早期発見には PSA 検査が有効

　体内に腫瘍が発生すると、その腫瘍の細胞組織から、血液中に放出されるタンパク質などのことを「腫瘍マーカー」といいます。前立腺がんの場合は、前立腺上皮から分泌されるたんぱく分解酵素の一種の PSA（前立腺特異抗原）が腫瘍マーカーになります。PSA のほとんどは精液に放出されますが、腫瘍ができた場合は、大量に血液中に放出され、**PSA 数値（濃度）でがんの有無や進行度などを推測できるので、PSA が前立腺がんの「腫瘍マーカー」となっています。** PSA 検査は腕からの採血だけで可能なので、体への負担も少なくて済みます。

●基準値を超えたら精密検査を

　PSA 検査の値が高いからといって、すなわち前立腺がんというわけではありません。健康でも加齢とともに上昇しますし、前立腺肥大、感染による急性前立腺炎、尿が出なくなる尿閉でも高い数値になり、逆に前立腺がんであっても低い数値を示す場合もあります。**PSA 値は、あくまでも「前立腺がんが見つかる確率」を示すものにすぎません。** 一般的な診断の基準は、血中濃度が 1 mL 中、4 ng（ナノグラム）未満で、PSA 値が 4以上になると、前立腺がんの可能性が高まります。基準値を超えても 10以下の場合は、グレーゾーンといわれ、前立腺の病気が疑われますが、がんかどうかははっきりしません。詳しく調べる必要があれば、前立腺組織の一部をとって、顕微鏡でがん細胞を調べる「前立腺生検（針生検）」など、ほかの精密検査と組み合わせ、総合的に判断されることになります。

　50 歳になったら毎年、家族歴がある場合は 40 ～ 45 歳くらいから検査を始め、少なくとも1年に1回は PSA 検査で数値を確認しておきましょう。

PSA の基準値

●年齢階層別PSA基準値

50～60歳	0.0～3.0ng/mL
65～69歳	0.0～3.5ng/mL
70歳以上	0.0～4.0ng/mL

●PSA値とがんの確率

PSA値	がんの確率
0～4ng/mL	正常
4.1～10ng/mL	グレーゾーン（25～40%の疑い）
10.1～20ng/mL	前立腺がんが疑われる
20.1～100ng/mL未満	前立腺がんなら、かなり広がっている可能性がある
100ng/mL以上	前立腺がんが強く疑われ、多くの場合、遠隔転移がある

●がんと診断される確率

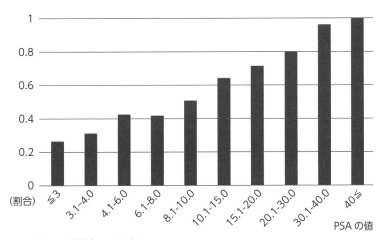

日本泌尿器科学会HPより引用
https://www.urol.or.jp/public/symptom/08.html

第1章 手術後の食事のとり方とレシピ

第2章 前立腺がんの基礎知識

第3章 前立腺がんの治療法

第4章 前立腺がん治療の後遺症と副作用への対応

第5章 再発を防ぎ体調を整える生活のしかた

第6章 経済的な支援を受ける手続きのすべて

前立腺がんの病期分類

前立腺がんの広がりや転移の具合を示す病期分類は、個々人のがんの治療方針を決める際の基本であり、また最も重要な指針であるといわれます。

●前立腺がんと病期分類

　前立腺がんは、ほかのがんに比べ、多くの場合進行もゆっくりであり、気づかないままほかの病気で手術をしたときに発見されたり、またがんを抱えたまま天寿を全うするケースも少なくないといわれます。今すぐ治療しないと命にかかわるというケースも少ないので、患者の年齢や生活の質（QOL）、副作用や後遺症に悩まされるというリスクも考慮して、患者それぞれに合った、効果の高い治療法を考える必要があります。そのためにも病類の把握が重要になってきます。分類方法には、TNM 分類と ABCD 分類（腫瘍の進展度別に分類する方法）の 2 種類があります。

●最も使われている TNM 分類

　TNM 分類は国際対がん連合が定めたものです。

　T（Tumor/ 腫瘍）は前立腺の中のがんそのものの進展度を、T0 からT4 まで 5 段階で表し、さらに A、B、C に分類しており、直腸診に基づいて診断されます。たとえば、PSA 値が基準値を超えたのに直腸診で異常が見られず、生検でがんが見つかった場合は T1c となります。T2 以上になると、直腸診のほかに、画像診断などによって分類されます。

　N（Nodes/ リンパ節）ではリンパ節への転移の有無で N0 と N1 に分類します。所属リンパ節というのは前立腺がんの場合、内腸骨リンパ節、外腸骨リンパ節、閉鎖リンパ節を指し、ほとんどは CT スキャンや MRIによって診断されます。

　M（Metastasis/ 転移 ）は、骨、肝臓、肺などへの転移の有無を表します。M0 と M1 の 2 段階で、M1 はさらに A、B、C に分けられます。X 線や骨シンチグラフィの検査によって診断されます。

●前立腺がんのTNM分類

	T0	がんは認められない
直腸診で明らかにならず、偶然発見されたがん	T1a	前立腺肥大症などの手術で切除した組織の5%以下に発見されたがん
	T1b	前立腺肥大症などの手術で切除した組織の5%を超えて発見されたがん
	T1c	PSA上昇などのため、針生検で発見されたがん
直腸診で異常が見られ、前立腺内にとどまるがん	T2a	前立腺左右どちらかの1/2までにとどまるがん
	T2b	前立腺左右どちらかだけの1/2を超えるがん
	T2c	前立腺の左右両方にあるがん
前立腺を覆う被膜を超えて広がったがん	T3a	前立腺の被膜を超えて広がっているがん
	T3b	精のうまで広がっているがん
	T4	精のう以外の組織（膀胱、直腸、骨盤壁など）まで広がっているがん

リンパ節転移	N0	リンパ節への転移がない
	N1	所属リンパ節への転移がある

遠隔転移	M0	遠隔転移がない
	M1a	前立腺から離れたリンパ節に転移がある
	M1b	骨転移がある
	M1c	所属リンパ節を超えるリンパ節や臓器、骨への転移がある

●TNM分類の例

限局がん
がんが前立腺内にとどまっている場合 (T1 〜 T2、N0、M0)

局所浸潤がん
がんが前立腺の被膜を破って進展している場合 (T3、N0、M0)

周囲臓器浸潤がん
がんが前立腺に隣接する膀胱の一部、直腸などに及んでいる場合 (T4、N0、M0)

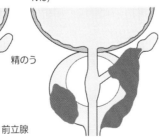

膀胱

精のう

前立腺

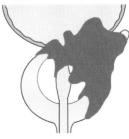

※国立がん研究センター「がん情報サービス」を参考に作成

第1章 手術後の食事のとり方とレシピ

第2章 前立腺がんの基礎知識

第3章 前立腺がんの治療法

第4章 前立腺がん治療の後遺症と副作用への対応

第5章 再発を防ぎ体調を整える生活のしかた

第6章 経済的な支援を受ける手続きのすべて

悪性度を示すグリソンスコア

グリソンスコアは前立腺がんの悪性度を点数化するという分類方法で、病期とともに、治療法を決めるための重要な指針とされています。

●悪性度とグリソンスコア

同じがんでも、正常な細胞と比べて細胞の配列や形がどのくらい違うか、その違いが大きいほどがんの悪性度が高くなります。組織の中には通常、ほかの組織に浸潤しやすいなど悪性度の高いものと、正常な組織に近い悪性度の低いものが混在しています。そこで前立腺がんについて、どのような割合でどの程度のがん細胞が存在するのか、客観的に判定する指針として国際的に定められているのが、グリソンスコアです。

●悪性度を5段階に分類

がんが疑われる組織の一部をとる針生検によって、採取した細胞を顕微鏡で観察し、がんの腺細胞と増殖パターンを調べ、悪性度の低いパターン（グレードともいわれる）から最も悪性度の高いものまで、1〜5パターンに分けます。そして最も大きな面積のパターンと、2番目に大きな面積のパターンの数値の合計がグリソンスコアになり、その数値で悪性度を判断します。最近では、MRIと超音波画像とをコンピュータ解析で融合させる、より精度の高いフュージョン（融合）生検も行われるようになりました。

●同じ数字でも悪性度が違うわけ

たとえば、いちばん大きな面積の数値が「3」、2番目に大きな面積の数値が「4」だと、合計は3＋4＝「7」になります。しかし同じ「7」でも、いちばん大きな面積の数値が「4」、2番目に大きな面積の数値が「3」だと、4＋3＝「7」のほうが悪性度は高いことになります。

第1章 手術後の食事の とり方とレシピ

第2章 前立腺がんの 基礎知識

第3章 前立腺がんの 治療法

第4章 前立腺がん治療の 後遺症と副作用への対応

第5章 再発を防ぎ体調を 整える生活のしかた

第6章 経済的な支援を受ける 手続きのすべて

●グリソンスコアの パターン分類のイメージ

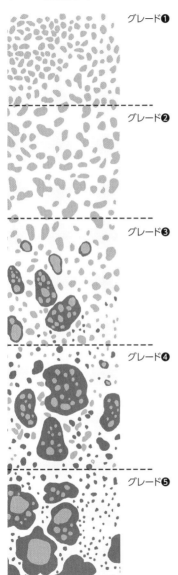

グレード❶

グレード❷

グレード❸

グレード❹

グレード❺

※2番目に大きな面積が全体の5%以下だった場合、計算法は異なります。

●グリソンスコアの求め方

最も多い がん細胞の パターン		2番目に多い がん細胞の パターン		グリソン スコア
1		1		
2		2		2
3	+	3	=	〜
4		4		10
5		5		

●グリソンスコアで 判定するリスク

点数	がんの悪性度
2〜6	悪性度が低く、 低リスクのがん
7	中程度のリスクのがん
8〜10	悪性度が高く、 高リスクのがん

※国立がん研究センター 「がん情報サービス」を参考に作成

手術支援ロボット「ダヴィンチ」

前立腺がんの手術には、早い時期から「ロボット」が導入され、
ほかの部位のがん手術にさきがけて保険適用になっています

　ロボット支援下内視鏡手術（通称：ロボット手術）は、腹腔鏡下手術と同じく、腹部に穴をあけて前立腺全摘除を行う手術です。違うのは、挿入するのがメスや鉗子などの手術器具を取り付けたロボットアームと内視鏡カメラということ。執刀医は映し出されたお腹の中の映像を見ながら、手元のコントローラーでロボットアームを遠隔操作します。このロボットアームは、人間の手の動きを正確に再現でき、さらに人間の手首より可動域が大きく、より器用で精緻な動きができます。

　開腹手術に比べると、出血や感染症のリスクが少なく、入院の期間も少なくて済むのは、腹腔鏡下手術と同じです。さらに、これまで二次元でしか見られなかった画像が、立体的でより鮮明に見られるため、神経の温存や血管の処理がより正確にできるのが「ダヴィンチ」の大きなメリットです。また、患者さんの体の負担も、少なくて済みます。前立腺がんの場合8〜10日ほどで退院でき、術後の尿失禁や性機能障害（勃起不全）を最小限に抑えられるといわれています。

　2006年に日本導入後、十余年を経て、ロボット手術はより一般的になってきました。2012年には前立腺がんへの保険適用が認められ、2018年には、食道がん、胃がんにも保険適用されています。

前立腺がんの
治療法

治療法の選択

治療法を選択するときに目安となるのが、「リスク分類」です。がんの進行度を判定し、総合的に治療法を決めるために用いられています。

●がんの状態を正確に知ること

がんはその進行具合によって、治療法が変わってきます。治療法を選択するときの目安になるのが、PSA 値（64 ページ参照）、TNM 分類（66ページ参照）、グリソンスコア（68 ページ参照）などを総合したリスク分類です。「前立腺癌診療ガイドライン」では、リスク別に治療法が定められています。前立腺がんの場合、前立腺内にとどまっているがん（限局がん）のうちに発見されることがほとんどです。限局がんの中でも、進行が遅いと思われるものと、早いと考えられるものとがあり、そのリスクによって低リスク、中間リスク、高リスクの３段階と治療法も変わってきます。そのためにも、まず自分のがんの状態を正確に知っておきましょう。

●治療法の種類

主な治療法には、監視療法、手術療法（外科治療）、放射線療法、内分泌療法（ホルモン療法）、化学療法、さらには緩和医療などがあります。早期なら、あえて治療をせずに経過を見守る監視療法という選択肢もあります。リスク分類、年齢、患者の希望、期待余命（これから先どのくらい生きられるのかという見通し）、当人の治療に対する考え方などをもとに治療法を選択することになります。最近では、患者の生活の質（QOL）を重視し、患者のライフスタイルや価値観によって治療法を選択できるようになっています。たとえば、通常では手術を行うと、勃起障害が起こることが多いのですが、確実にがんを治療したい人と、性交渉に支障をきたすのを避けたい人がいるでしょう。主治医にそれぞれの治療法のメリット、デメリットをよく聞き、これからどう生活していきたいかなど自分の希望をきちんと伝えて、自分に合った治療法を選択しましょう。

●病期別治療アルゴリズム

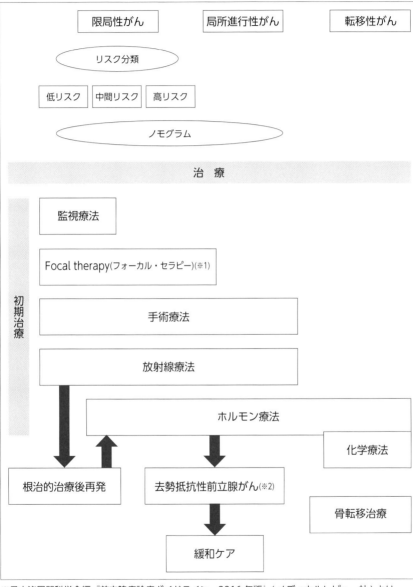

※日本泌尿器科学会編『前立腺癌診療ガイドライン　2016年版』(メディカルレビュー社)より
編集部注　※1　Focal therapy ＝がんの治療と機能温存の両立をめざした治療法
　　　　　※2　去勢抵抗性前立腺がん＝男性ホルモン分泌が抑えられているにもかかわらず、
　　　　　　　進行が食い止められない前立腺がん

第1章　手術後の食事のとり方とレシピ

第2章　前立腺がんの基礎知識

第3章　前立腺がんの治療法

第4章　前立腺がん治療の後遺症と副作用への対応

第5章　再発を防ぎ体調を整える生活のしかた

第6章　経済的な支援を受ける手続きのすべて

手術療法のいろいろ

手術療法は、放射線療法と並び、前立腺がんの完治を目指した治療法のひとつです。一般的には、「前立腺全摘除術」を指します。

●開腹式根治的前立腺全摘除術

体の表面にメスを入れる開腹手術です。切開する部分によって、下腹部を縦に切開する「恥骨後式前立腺全摘除術」と、陰のうの裏側と肛門の間の部分を切開する「会陰式前立腺全摘除術」のふたつがあります。がんが小さくてもがん細胞が周囲に浸潤していたり、目に見えない転移が存在する危険があるため、前立腺のすべて、また、精のう、精管の一部、膀胱頸部の一部なども摘出します。さらにリンパ節に転移しているかどうかを確認するため、骨盤内のリンパ節郭清も行い、最後に尿道と膀胱をつなぎ合わせ（吻合）、尿道カテーテルを留置します。限局がんの根治を目的とした、標準的な治療法として普及しています。

根治を優先する場合、前立腺の両側にある、陰茎を勃起させる神経も切断するので、勃起障害が起きます。前立腺内にとどまっている限局がんの場合、神経温存が可能な例（92 ページ参照）もあり、その場合は性機能改善効果のある薬剤療法（78 ページ参照）も期待できるかもしれません。

●腹腔鏡下前立腺全摘除術

腹腔鏡下全摘除術では、腹部に 5 〜 12mm の穴を開けます。その際、腹腔に二酸化炭素を送り込んでお腹を膨らませ、できた空間に内視鏡や鉗子を挿入して、開腹式手術と同様の操作を行います。多くはリンパ節郭清も同時に行われます。

●ロボット手術

医師が手術支援ロボットを遠隔操作する手術も普及しました。腹部にあけたいくつかの穴から器具を挿入する方法は腹腔鏡下手術と同じです。

●前立腺全摘除術

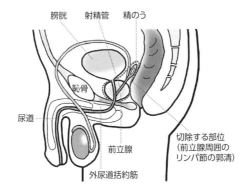

膀胱　射精管　精のう

恥骨

尿道

前立腺

外尿道括約筋

切除する部位
（前立腺周囲の
リンパ節の郭清）

●手術療法に適した人

- 体に負担がかかるため、75歳未満（期待余命10年以上）の人

- がんが前立腺内にとどまっている（限局がん）人

- PSA値が10ng/mL未満、グリソンスコアが6以下、病期がT1かT2aで、低リスクの人

- PSA値が10〜20ng/mL以下、またはグリソンスコアが7、または病期が
　T2b〜T2Cで、中間リスクの人

●前立腺全摘除術

	開腹手術		腹腔鏡下手術	ロボット手術
	恥骨後式	会陰式		
メリット	転移が疑われる骨盤内のリンパ節郭清がやりやすい	切開する傷が小さく、目立たない。出血が少ない	傷が小さいので体の負担はより軽い。出血も痛みも少なめで合併症からの回復が早い	手の震えが制御され、拡大画面で精密な手術ができる。傷が小さく、合併症からの回復も早い。入院期間が短い
デメリット	手術時間が長い。手術中の出血が多い	広い範囲のリンパ節は切除しにくい	熟練した医師でないと合併症が起こりやすい。手術時間は開腹手術より長い	実施できる医療機関が限られる
共通の注意点	感染症などの合併症、尿もれなどの排尿障害、勃起障害に注意が必要。鼠径ヘルニアも起こりうる			

■1■ 手術後の食事のとり方とレシピ

■2■ 前立腺がんの基礎知識

第3章 前立腺がんの治療法

■4■ 前立腺がん治療の後遺症と副作用への対応

■5■ 再発を防ぎ体調を整える生活のしかた

■6■ 経済的な支援を受ける手続きのすべて

放射線療法のいろいろ

体の外側や内側から放射線を当て、がん細胞を破壊してがんを死滅させます。
手術以外で、がんを完治させるために用いられる方法のひとつです。

●外側から当てる外部照射療法

　外部照射療法は、体の外側からX線を当てる治療法です。通常、前立
腺全体、また精のうに対しても照射するので、前立腺に近い膀胱や直腸が
放射線の影響を受ける可能性も否めません。そこで正常な組織に損傷を
与えず、がんだけにダメージを与えるために開発されたのが、３D-CRT
（三次元原体照射法）とIMRT（強度変調放射線療法）です。３D-CRTは、
3D画像をもとに照射する位置をより正確に定め、狙った部分に放射線を
集中させます。IMRTは、同じく前立腺と精のうにターゲットを絞ります
が、放射線の強度を細かく調整し、より高線量の照射が可能です。

　粒子線治療も、同じく外側から当てる外部照射療法ですが、重粒子線や
陽子線を用いた治療法です。体の深部にあるがんに向かってエネルギーを
集中させ、そこで消えてしまう性質をもつので、ほかの臓器への影響を最
小限に抑えるなどのメリットもあります。現在、保険が適用されています。

●内側から当てる内部照射療法

　前立腺の内部に放射線を出す小さなカプセル（線源）を埋め込み、内側
から放射線を当てるのが内部照射療法です。前立腺内のがん細胞に直接放
射線を当てられるので、呼吸などによる照射の誤差がないため周りの臓器
への影響が少なく、高い効果が得られます。線量の低い線源を永久的に埋
め込む「小線源療法」と、線量の高い線源を一時的に挿入する「高線量率
組織内照射」がありますが、日本では「小線源療法」が主流です。体内に
挿入したカプセルが低量の放射線を出し続けますが、放射線は60日ごと
に半減し、1年後にはほとんど放射線を出さなくなります。痛みも違和感
もない通常の生活が送れ、家族が被ばくする心配もほとんどありません。

第1章 手術後の食事のとり方とレシピ

第2章 前立腺がんの基礎知識

第3章 前立腺がんの治療法

第4章 前立腺がん治療の後遺症と副作用への対応

第5章 再発を防ぎ体調を整える生活のしかた

第6章 経済的な支援を受ける手続きのすべて

●放射線療法に適した人

- 前立腺内にがんが限局している人

- 病期がT1〜T2a、グリソンスコア6以下、PSA値10ng/mL で、5年以上の生存率が見込める人

●放射線療法のメリット・デメリット

	外部照射療法		内部照射療法
	X線療法 (3D-CRT、IMRT)	粒子線療法	
メリット	手術療法と比べ体への負担が小さく、治療効果も高い。勃起障害が少ない。70歳以上でも可能。通院での治療が可能		
メリット	前立腺と精のうに的を絞るので他の臓器への影響が少ない	周りの臓器への影響を最小限に抑えられる	効率よくがんを攻撃できる。合併症が起きにくい。長期間通院の必要がない
デメリット	放射線性の膀胱炎、頻尿、排尿痛、直腸炎、直腸障害など合併症が起こることもある治療期間が長い		カプセルを埋め込む手術が必要
デメリット		実施する医療機関が少ない	頻尿、排尿痛などの排尿障害がある。直腸障害はより少ない

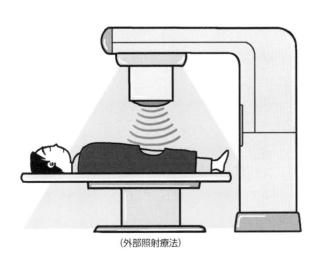

（外部照射療法）

77

ホルモン療法(内分泌療法)のいろいろ

他臓器に転移しているがんに対し、第一に選択される治療法です。根治は難しくても、男性ホルモンをコントロールすることでがんを抑制し、縮小させるのが目的です。

●外科的去勢術

　前立腺がんは、男性ホルモンによって大きな影響を受けるので、男性ホルモンを分泌する精巣を摘出するというのが、外科的去勢術です。がん細胞の増殖を抑えるという意味では即効性もあり、確実な効果が期待できますが、男性として精神的なダメージを受ける可能性もあります。

●薬剤療法

　男性ホルモンの分泌や作用の発現を抑える薬剤を使う方法が薬剤療法です。薬剤も研究され、外科的去勢術と同じ効果が期待できるようになり、現在主流になっています。薬剤療法には主に、

- LH-RH(GnRH)アゴニスト＝脳下垂体に作用して、精巣からの男性ホルモン(テストステロン)の分泌を抑える
- LH-RH(GnRH)アンタゴニスト＝LH-RH(GnRH)アゴニストと似た構造ですが、逆に脳下垂体の働きを抑制することで男性ホルモン(テストステロン)の分泌を抑える。フレアアップ現象※も起こらず、進行がんの治療により向いている
- 抗アンドロゲン薬＝男性ホルモン(アンドロゲン)が前立腺がんに作用しないよう働く。ステロイド系と非ステロイド系がある
- CAB(MAB)療法＝LH-RHアゴニストと抗アンドロゲン薬を併用し、精巣と副腎からの男性ホルモンをブロックし、男性ホルモンを下げるとともに受け取れないようにする

　最も多く行われているCAB(MAB)療法は、外科的去勢術やLH-RHアゴニストより治療効果が少し高く、効果が早く出ますが、治療費が高額になるので、特に短期間行う場合に推奨されます。

※フレアアップ現象＝治療直後にテストステロン値が上昇すること

●ホルモン療法に適した人

- 手術を行うのが難しい高齢者
- 持病のため根治療法が受けられない人
- 病期がT3〜T4で、がんが前立腺の被膜を越えていたり、周辺臓器まで広がっている人
- 病期がN1、M1で、がんが離れた臓器に転移している人

●ホルモン療法の薬剤いろいろ

	LH-RHアゴニスト LH-RHアンタゴニスト	抗アンドロゲン薬	CAB（MAB）療法
	皮下注射	飲み薬	皮下注射+飲み薬。 主にLH-RHアゴニストと、 抗アンドロゲン薬を併用
メリット	高齢者にも可能。外来で処置可能		
			LH-RHアゴニストより 少し効果が高い
デメリット	根治はできない。治療効果は数年間で衰え、のちに薬を変える必要がある のぼせ、ほてり、発汗などのホットフラッシュ、筋力低下、性機能障害、体重増加、 骨粗しょう症、貧血などの副作用の可能性		
	定期的な通院が必要。 経済的負担が大きい	性欲減退、 乳房の女性化等の 副作用あり	経済的負担が大きい。 放射線療法と併用すると 高い効果が望める

●ホルモン療法で用いられる主な薬

＊一般名(商品名)にて表示

薬　剤　名	投与方法	備　　考
LH-RH（GnRH）アゴニスト		
ゴセレリン酢酸塩（ゾラデックス）	皮下注射	（CAB療法に用いる）
リュープロレリン酢酸塩（リュープリン）	皮下注射	（CAB療法に用いる）
LH-RH（GnRH）アンタゴニスト		
デガレリクス酢酸塩（ゴナックス）	皮下注射	
抗アンドロゲン薬		
クロルマジノン酢酸エステル （プロスタール）	内服	ステロイド性
フルタミド（オダイン）	内服	非ステロイド性（CAB療法に用いる）
ビカルタミド（カソデックス）	内服	非ステロイド性（CAB療法に用いる）
エンザルタミド（イクスタンジ）	内服	去勢抵抗性に用いる
アパルタミド（アーリーダ）	内服	去勢抵抗性に用いる
アビラテロン酢酸エステル（ザイティガ）	内服	去勢抵抗性に用いる
エストロゲン（女性ホルモン）		
エチニルエストラジオール （プロセキソール）	内服	

第1章 手術後の食事のとり方とレシピ

第2章 前立腺がんの基礎知識

第3章 前立腺がんの治療法

第4章 前立腺がん治療の後遺症と副作用への対応

第5章 再発を防ぎ体調を整える生活のしかた

第6章 経済的な支援を受ける手続きのすべて

ホルモン療法が効かないがんに用いられる化学療法

ホルモンの療法の効果がなくなったりした前立腺がんに、ドセタキセルなどの抗がん剤を用いた化学療法が選択されます。

●内分泌療法が効かない場合に行う

　ホルモン療法が効かなかったり、長期間続けたために効果がなくなったりした場合に、抗がん剤を用いる化学療法が行われます。一般に化学療法の目的はがんの完治ではなく、痛みの緩和や骨転移の抑制、延命などです。

　手術療法や放射線療法と異なり、抗がん剤は全身に作用するため、多くの場合、副作用を伴います。通常、前立腺がんの化学療法には、「ドセタキセル」という抗がん剤が使われます。副作用を抑えるため、通常ステロイド剤を併用します。ドセタキセルによる治療は、3週間に1回の点滴による投与を6～10回くり返すのが一般的です。1回の所要時間は2～3時間で、通院治療が可能です。ただし、さまざまな副作用が考えられるため、初回は入院して治療後の経過を見ることもあります。副作用がつらい場合は、がまんせずに主治医に相談し、負担を軽くする方法を提案してもらいましょう。

●ドセタキセルに多く見られる副作用

　感染症／出血／むくみ／脱毛／アレルギー反応／吐き気／関節痛／しびれなど

●化学療法で用いられる主な薬

*一般名(商品名)にて表示

薬 剤 名	投与方法	備　考
ドセタキセル水和物 (タキソテール、ワンタキソテール)	静脈注射	化学療法での標準薬
カバジタキセル(ジェブタナ)	静脈注射	ドセタキセル使用後の去勢抵抗性に用いる
エストラムスチンリン酸エステルナトリウム水和物(エストラサイト)	内服	主に去勢抵抗性に用いる(最近はあまり使われない)

前立腺がん
治療の後遺症と
副作用への対応

手術後ほとんどの人が一時的に経験する尿失禁

意図しないときに尿が出てしまう尿失禁（尿もれ）は、手術後、一時的にせよ、ほとんどの人が経験します。違和感を覚える時期もありますが、大半は徐々に改善していきます。

●手術後の排尿トラブル

　通常、前立腺の手術は、前立腺だけでなく、周囲の組織（精のう、または骨盤内リンパ節）ごと摘出します（74ページ参照）。排尿・排便のコントロールに関係していた前立腺がなくなるうえ、神経、骨盤底筋、外括約筋など周囲組織が傷つくと障害が起きやすくなり、手術後ほぼ全員の患者に一時的に排尿トラブルが起きます。咳やくしゃみ、また重い物を持ってお腹に力が入った時、階段の上り下りや、歩くだけで尿がもれることもあります。しかしこれらは、いつかは改善される症状です。80％の人は3カ月でかなり改善し、1年経てば95％近くの人がコントロールできるようになります。もし6カ月以上経っても尿もれが続いて辛い場合は、主治医を通して尿もれの専門医に相談しましょう。症状が軽い場合には、薬物療法で治療できることもあります。

●尿もれパッド・尿失禁パンツを活用

　下着に装着する尿もれパッドには、素材や吸収する量、形、また日中用・夜間用と様々な種類があり、用途によって使い分けることができます。少量なら下着ごと変えなくても済むので、経済的で便利です。

　尿失禁用のパンツは、パンツとパッドが一体化したもので、量が多いときはパッドを組み合わせて使うこともできます。パッドがずれる心配がなく、動きやすくできている製品もあります。

　外出時の尿漏れが心配な時でも、使用済みのパッドやパンツを入れるビニール袋などを携帯すれば、外出の際も気にならずに楽しめます。自分に合った市販品をうまく利用し、骨盤底筋をきたえる体操（84ページ参照）などとも併用して、排尿を上手にコントロールしていきましょう。

尿失禁の原因

　尿失禁は、骨盤底の正常構造が損なわれたり、外尿道括約筋が傷ついて締まりが悪くなったり、神経障害で膀胱機能に障害が起きるなどのために起きる。

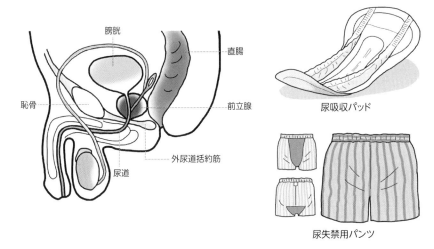

膀胱
直腸
恥骨
前立腺
外尿道括約筋
尿道

尿吸収パッド

尿失禁用パンツ

●こんなときに注意!!

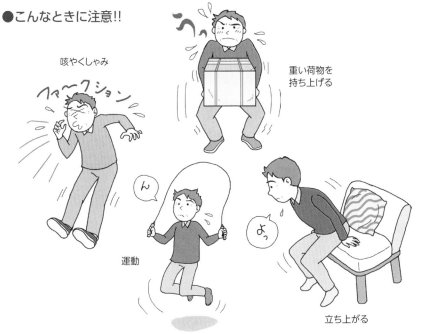

咳やくしゃみ

重い荷物を
持ち上げる

運動

立ち上がる

第1章　手術後の食事のとり方とレシピ

第2章　前立腺がんの基礎知識

第3章　前立腺がんの治療法

第4章　前立腺がん治療の後遺症と副作用への対応

第5章　再発を防ぎ体調を整える生活のしかた

第6章　経済的な支援を受ける手続きのすべて

骨盤底筋をきたえる体操

前立腺がん手術の後、ほとんどの場合に起きる排尿トラブル。尿もれなどの悩みを少しでも軽くするには、日常生活でのちょっとした心がけと体操が役に立ちます。

● 骨盤底筋を鍛えて尿もれを防ぐ

　お腹に力が入って膀胱が圧迫されても、骨盤底筋が膀胱と尿道を支えているため尿道は締まっており、尿もれしないようになっています。しかし、それらの筋肉がうまく働かずに尿道が締められなくなることがあります。これを「腹圧性尿失禁」といい、前立腺がんの手術で内尿道括約筋を失い、骨盤底筋に含まれる外尿道括約筋が麻痺するために起こる尿失禁は、ほとんどこのタイプです。この腹圧性尿失禁の治療法には、薬物療法と同時に骨盤底筋体操が勧められています。ダメージを受けた骨盤底筋をきたえるトレーニングをすることで、尿道や肛門を締める力やコントロールする力をつけて、尿失禁を防ぐわけです。

　外尿道括約筋の麻痺は時間がたつにつれて回復しますが、骨盤底筋を意識して動かすことで、外尿道括約筋も自在にコントロールできるようきたえることができると考えられています。

　骨盤底筋体操は、手術前から始めるのがベストですが、術後に始めても十分間に合います。肛門に力を入れて締めると、連動して外尿道括約筋に力が入る感覚がわかってきます。好きな時間に自分のペースで続けてみましょう。しばらくたっても立ち上がる際など腹圧がかかる状況では、肛門を締めてから動作に移るなど工夫をするとよいでしょう。

　手術後、しばらくの間は重い物を持つなどの作業は避け、ゴルフやテニスなど、お腹に力の入りやすいスポーツにも注意が必要です。しかし、まったく動かないのはかえってよくありません。筋肉は使わなければ逆に退化してしまいます。また尿もれを避けたいからと早め早めにトイレに行く癖がつくと、次第に膀胱が小さくなり、頻尿のきっかけになることもあります。少しだけ我慢してからトイレに行くのも、尿もれの改善に役立ちます。

骨盤底筋体操

朝起きた時や、立った時、座ってテレビを見ている時にも、気軽にできる体操です。
一日に何度でも、気がついた時にやってみましょう。

1

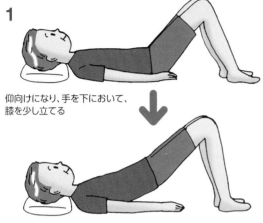

仰向けになり、手を下において、
膝を少し立てる

息を吸って腰を上げながら、肛門を締め、そのまま3〜5数え
てから腰を下ろし肛門を緩めて息を吐く。これを5回くり返す

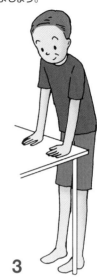

3

机に手を置いてもたれ、脚を
肩幅に開き、少し上を向いて
肛門を締めたまま3から5数
えたら、力を抜いて息を吐く。
これを5回くり返す

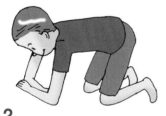

2

よつんばいになって膝とひじを床につ
け、脚と手を肩幅に開いて、体重を
かける。肩とお腹の力を抜き、ゆっく
り肛門だけを締める。3から5数えた
ら、力を抜いて息を吐く。これを5
回くり返す

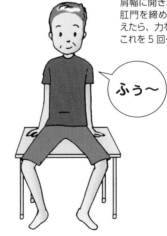

ふぅ〜

4 椅子に深く座り、脚を肩幅に開き、背筋を伸ばす。
肩とお腹の力を抜き、肛門を締める。そのまま
3から5数えたら、力を抜いて息を吐く。これを
5回くり返す

第1章 手術後の食事のとり方とレシピ

第2章 前立腺がんの基礎知識

第3章 前立腺がんの治療法

第4章 前立腺がん治療の後遺症と副作用への対応

第5章 再発を防ぎ体調を整える生活のしかた

第6章 経済的な支援を受ける手続きのすべて

リンパ節郭清などで起こるリンパ浮腫

前立腺がんの治療後、周囲のリンパ節を切除するリンパ節郭清や放射線療法の影響、また疲労や静脈のうっ血が原因でリンパ浮腫が起こることがあります。

●リンパ節郭清

　私たちの体には動脈や静脈と同様、リンパ管が網目状に張り巡らされ、白血球やタンパク質などを含んだリンパ液が流れています。リンパ管のところどころには細菌や有害物質を通さないフィルターのような役割をするリンパ節があります。前立腺にがんが見つかった時、多くの場合は前立腺だけでなく、がんが転移しやすい周囲のリンパ節もきれいに切除します。これをリンパ節郭清といいます。

●リンパ浮腫とは

　リンパ浮腫とはリンパ管やリンパ節の損傷などにより、リンパ液の流れが悪くなり、皮膚の下にむくみができた状態のことです。発症時期には個人差があり、手術直後に発症する場合も、何年も経ってから発症する場合もあります。手術を受けたすべての人に起こるわけではありませんが、起こってしまうと完治が難しく、適切なケアが必要になります。
　リンパ浮腫は命にかかわることはありませんが、重症になると生活の質（QOL）が著しく落ちてしまいます。放っておいて良くなることはなく悪化する一方ですが、適切な治療を受け、しっかりケアをしていけば、症状は軽くなります。

●リンパ浮腫が起こりやすい部分

　前立腺がんの治療により、リンパ液の流れが悪くなってむくみが出やすいのは下肢や外陰部です。太ももの内側や下腹部、お尻などがむくむ、陰のうや陰茎が腫れて排尿しづらくなるなどの症状が出たら、早めに手術を受けた医療機関やリンパ浮腫外来で治療を始めるようにしましょう。

前立腺がん治療で起こるリンパ浮腫

●リンパ浮腫のサイン

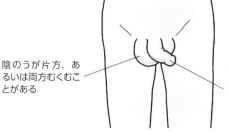

陰のうが片方、あるいは両方むくむことがある

内股がむくみやすい

陰茎がむくんで排尿のときにまっすぐ尿が出なくなることがある

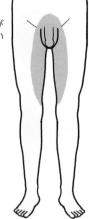

- 脚が治療前と比べて太くなる
- 静脈が見えにくくなる
- 脚がだるい、重い、疲れやすいなどの症状が出る
- 靴が履きにくくなる
- 下腹部、外陰部の周辺にだるさを感じる
- ズボンや下着類がきつく感じる
- 性器がむくんで脚が閉じにくくなる
- 皮膚をつまんだ時、しわがよりにくくなる

●重症化した時のサイン

- 皮膚が乾燥しやすい
- 皮膚が硬くなる
- 毛深くなる
- 関節が曲がりにくくなる
- 動かしたときに違和感がある
- むくんだところを手で押しても痕がついてもどらない

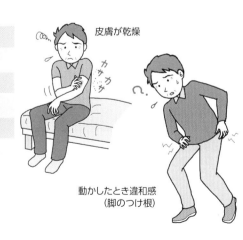

皮膚が乾燥

動かしたとき違和感
（脚のつけ根）

第1章 手術後の食事のとり方とレシピ

第2章 前立腺がんの基礎知識

第3章 前立腺がんの治療法

第4章 前立腺がん治療の後遺症と副作用への対応

第5章 再発を防ぎ体調を整える生活のしかた

第6章 経済的な支援を受ける手続きのすべて

日常生活で大事な予防と複合的な治療

リンパ浮腫は起こってしまえば完治は望めませんが、日々の予防とケア、また治療を続ければ悪化を防ぐことはできます。

●予防法

　前立腺がんの手術によるリンパ浮腫では、脚の付け根の内側や外陰部（陰のう、陰茎）のむくみから始まり、脚全体に広がるケースが多く見られます。まず、陰部や脚の腫れ、片脚だけにむくみがないか見比べたり、手で触ったりして状態を常にチェック（87ページ参照）しましょう。大事なのは疲れをためずに休むこと、体を適度に動かすこと、けがや感染から起こる炎症もきっかけになるので、皮膚を清潔に保つことです。脚の傷や虫刺されからばい菌やウイルスが入ることもあるので、すぐ消毒しましょう。肥満もむくみの原因になります。日ごろの体重管理に気を配りましょう。

　通常、下肢がむくみそうなときは、なるべく脚を上げて休むのが基本ですが、前立腺がんで外陰部がむくむ場合は、脚を上げると下肢のリンパ液が外陰部にたまって逆効果になることもあるので、注意が必要です。

●治療法

　むくみを自覚したら、なるべく早く医療機関に相談しましょう。治療法に「スキンケア」は不可欠ですが、さらに「リンパドレナージ」、「弾性包帯や弾性着衣（弾性ストッキング）による圧迫療法」、「リンパの流れをよくする運動」などがあります。通常、これらを組み合わせた治療が行われます。

・圧迫療法＝弾性ストッキングや弾性包帯などを付け、皮下組織内の圧力を高め、リンパ液がたまるのを防ぎます。

・リンパドレナージ＝脚にたまったリンパ液を手で誘導し、むくみを改善する方法です。一般的なマッサージとは違い、専門的な医療技術です。

・リンパの流れをよくする運動＝下肢を中心にゆっくり筋肉を動かしリンパ液や血液の流れを改善する運動。圧迫療法との組み合わせもある。

●弾性ストッキング
　のいろいろ

医師と相談して選び
ましょう。

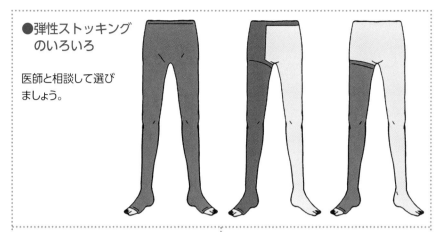

●スキンケア
乳液やクリームで乾燥
を防ぎ、皮膚に損傷を
与えないよう、日焼け
止めも欠かさず塗る

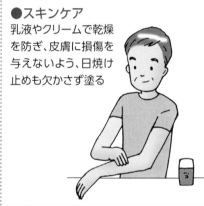

●リンパドレナージ
リンパの流れを手で
誘導するマッサージ

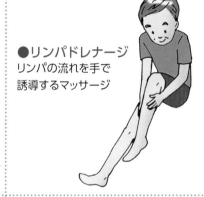

●弾性ストッキングなどによる
　圧迫療法
むくみの程度によって医師の指示に従
い、圧迫に使うストッキングを選ぶ

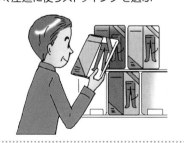

●リンパの流れを
　よくする運動
ひざや足首の曲げ伸ばし
程度の軽い運動を行う

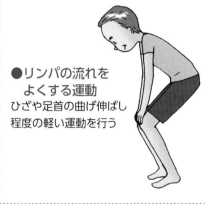

第1章　手術後の食事のとり方とレシピ

第2章　前立腺がんの基礎知識

第3章　前立腺がんの治療法

第4章　前立腺がん治療の後遺症と副作用への対応

第5章　再発を防ぎ体調を整える生活のしかた

第6章　経済的な支援を受ける手続きのすべて

全摘出術や放射線治療で起こる性機能障害

治療後には勃起障害、射精障害、性欲減退が起きやすいといわれます。性欲、勃起、性交、極致感がひとつでも欠けた不十分な状態を性機能障害といいます。

●勃起障害・射精障害

　勃起障害は、まったく勃起しないという場合だけでなく、十分に勃起しなかったり、勃起する時間が短かったりと、性交時に有効な勃起が起こらない状態も含まれます。勃起にかかわる神経は、前立腺の横を通っているので、全摘除術ではいっしょに切除することがあります。この場合、**手術後に勃起障害が起きます。** ただし、状況によっては神経を残す温存手術も可能で、この場合は障害を最小限とすることもできます。放射線治療でも勃起障害が起こる場合もありますが、手術に比べれば数年をかけて徐々に生じ"勃起機能が弱まる"程度で収まることもあります。勃起障害には、主に薬物療法が行われます。

　射精できなかったり、精液が膀胱に逆流してしまうのが、射精障害です。手術の場合、精管が切断されるので精子は混ざらなくなり、回復することはありません。しかし、妊娠が全く不可能というわけではなく、子づくりを望む場合は、人工授精や体外受精などの方法をとることもできます。

●性機能障害の治療

　勃起障害には、一般に ED 治療薬（PDE5 阻害薬）として、シルデナフィル（バイアグラ）、バルデナフィル（レビトラ）、タダラフィル（シアリス）が使われます。この 3 種は、陰茎の海綿体に血液を流れやすくする作用があり、勃起しやすくなります。手術後、早めに服用を始めると、勃起機能の回復に役立つ可能性もあるといわれています。性機能に関することはたいへんプライベートで、他人に打ち明けにくく、多くの人が悩む事柄です。医師によく相談し、自分の今後やパートナーとの関係もよく考慮したうえで、治療法を選択するようにしましょう。

ひとりで悩むのは禁物

勃起障害は微妙な問題なので、ひとりで悩みがちです。
しかし、パートナーがいればパートナーによく理解してもらうことが大切です。
そのうえで、担当医とよく相談して解決策を見つけていきましょう。

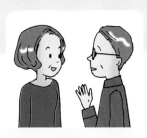
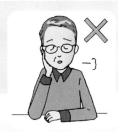

✕ ひとりで悩むのは禁物

◯ パートナーに伝え、担当医に相談する

●ED治療薬（PDE5阻害薬）使用時の注意

- 副作用には軽度の頭痛、ほてりがある
- 狭心症の治療にニトログリセリン使用中の人、高血圧・低血圧の人は重篤な副作用があるため、服用できない
- 偽薬が多く出回っているので、インターネット経由ではなく、担当医に相談する

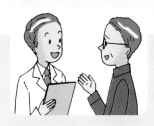
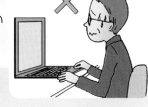

✕ インターネットなどでの安易な入手は避けたい

◯ 担当医に相談し処方してもらった治療薬が安全

- 保険適用外なので価格が高くなる

第1章 手術後の食事のとり方とレシピ

第2章 前立腺がんの基礎知識

第3章 前立腺がんの治療法

第4章 前立腺がん治療の後遺症と副作用への対応

第5章 再発を防ぎ体調を整える生活のしかた

第6章 経済的な支援を受ける手続きのすべて

勃起障害

性機能を残したい場合、神経温存術を選ぶ方法もある

手術の際、勃起にかかわる神経を温存する方法を選べる場合もあります。勃起機能温存の可能性があります。

●神経温存術が選べる条件

　勃起神経は前立腺の両側に貼りついているので、性機能を残す必要がなければ、がんを取り残すリスクを考えて前立腺とともに切除するのが一般的です。しかし患者がまだ若い場合、また性機能を残したいと希望する場合は、限局がん（前立腺内部にとどまっているがん）である場合、またがんが神経血管束の近くにない場合に限って、手術の際に勃起神経を温存する場合があります。勃起神経の両方または、がんが確認されないほうだけを残して前立腺を切除します。

　このとき、がんが除去できずに残る可能性があること、また神経を温存したからといって、勃起機能が完全に温存される保証は 100％でないことも考慮しておく必要があります。両側を温存する場合は 50 〜 80％、片側だけだと 20 〜 30％と、勃起機能を維持できる確率は高いとはいえません。パートナーとよく話し合い、主治医にも相談しましょう。神経温存術を選択するかどうかは、手術前日までに申し出れば間に合います。

●神経が残っていない場合の対処法

　神経温存術ができないとき、勃起機能の回復のために、神経移植術が選ばれる場合があります。脚の一部の神経を移植しますが、勃起神経の回復には 1 年以上かかり、加齢などの理由で神経が回復しない場合もあります。

　そのほか、陰茎海綿体に注射する方法や、陰圧式勃起補助具を使用する、また最後の治療手段として陰茎プロステーシスという器具を埋め込むという方法もあります。

勃起障害の改善

●神経温存術のメリット・デメリット

メリット	限局がんが前立腺内部にある場合、とくに若い患者に効果的
	術後に尿失禁がほとんどなく、生じても回復が早い
デメリット	神経血管束近くのがんの場合、安全に神経を残すのが難しいうえ、がんを取り残す危険性がある
	必ずしも性機能が回復するとは限らない
	回復までに3カ月～1年は必要
	全摘除術だけの場合より、手術時間が長くかかる

●勃起のメカニズム

①脳で性的な興奮が起こる

↓

②勃起神経が、性的な興奮を陰茎に伝える

↓

③陰茎海綿体の平滑筋が弛緩し、海綿体に流れる血液が増加する

↓

④勃起する

↓

⑤ED治療薬でPDE5酵素の働きを阻害すれば、勃起が維持される

↓

⑥興奮が鎮まると、PDE5酵素が働いて勃起が終了する

勃起神経さえ残っていれば、勃起の維持も期待できます。

第1章 手術後の食事のとり方とレシピ

第2章 前立腺がんの基礎知識

第3章 前立腺がんの治療法

第4章 前立腺がん治療の後遺症と副作用への対応

第5章 再発を防ぎ体調を整える生活のしかた

第6章 経済的な支援を受ける手続きのすべて

放射線療法による排尿・排便障害

放射線療法の主な副作用に排尿障害や排便障害があります。近年軽症になってはいますが、生活の質を落とさないためには重要な課題といえます。

●治療直後に出る副作用

　放射線療法では、排尿や排便に副作用が現れることがあります。とくに体の外側から放射線を当てる**外部照射療法**では、前立腺周りの膀胱や直腸にも放射線が当たる可能性があり、治療開始3カ月以内に、血尿、排尿困難、排尿痛、便意切迫感、頻便、排便痛などが続くことがあります。個人差もありますが、これらはほとんど軽度で1〜2カ月で収まります。最近は照射の技術も進んでいるので、副作用も軽くなってきています。

　前立腺内部に放射線を当てる**前立腺内照射療法**では、周辺部の組織への影響はそれほど心配する必要はなく、多くは1〜2カ月のうちに改善されます。しかし前立腺に当たる放射線は強いので、排尿障害はより強く起きる可能性があります。

●数カ月〜数年後に出る副作用

　治療が終わって半年以上、場合によっては数年後に血尿、血便、尿道狭窄、膀胱炎、下血が起きることもあります。半年ほどでほぼ改善されますが、1年以上続く場合もあります。重い症状になることはまれです。

●治療

　放射線治療による排尿障害や排便障害は、治療後時間が経てば回復していくものがほとんどです。頻尿や排便トラブルの中には薬物療法が有効な場合があります。また放射線ゆえの放射線性膀胱炎、直腸炎などの場合は、血尿、血便に対して薬物療法が効かなくても、レーザーを使って焼灼したり、圧力の高い部屋で100％酸素を吸入し、全身に酸素を供給する高圧酸素療法などが行われることがあります。

排尿障害

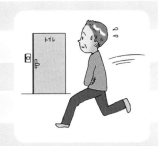

- 頻尿（一日に何度もトイレに行く）

- 排尿困難（排尿しようとしても尿が出にくい）

- 排尿痛（排尿するときに痛みがある）

- 尿意切迫感（急に尿意が起きて、もれそうになる）

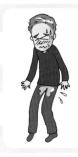

- 血尿（尿に血が混じる）

- 尿閉（尿が膀胱にたまって排出されない）

- 尿道狭窄（尿道が狭くなっている状態）

- 尿失禁（尿をコントロールできない）

- 残尿感（尿が出たのに、残っている感じがする）

排便障害

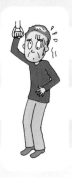

- 頻便（一日に何度も便が出る）

- 下痢

- 排便痛（排便時に肛門が痛くなる）

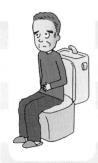

- 便意切迫感（急に便意が起きて、もれそうになる）

- 血便（便に血が混じる）

- 下血（肛門から血が流れ出る状態）

- 粘液便（便に粘液が混じった状態）

- 残便感（便が出たのに、残っている感じがする）

- 便失禁（便をコントロールできない）

第1章 手術後の食事のとり方とレシピ

第2章 前立腺がんの基礎知識

第3章 前立腺がんの治療法

第4章 前立腺がん治療の後遺症と副作用への対応

第5章 再発を防ぎ体調を整える生活のしかた

第6章 経済的な支援を受ける手続きのすべて

排尿・排便のリズムをつくる

治療後に起こる排尿・排便障害を悪化させないためには、食事やトイレタイムなど日常生活でのリズムをつくり、規則正しい生活を続けるよう心がけましょう。

● 「排せつ日記」をつけよう

　毎日3度、決まった時間の食事、とくに朝食をきちんととることは、排尿・排便のリズムをつくるうえで重要です。また水分の摂取も重要です。頻尿や尿もれを気にして水分をとらないでいると、腎機能が低下し、尿路感染や尿路結石のおそれも出てきます。夜間の頻尿が気になるなら、日中に水分を十分にとり、寝る直前には、カフェインを含むお茶やコーヒー、またアルコールを控えるようにしましょう。

　毎日、食事や運動、そして排尿、排便の記録をつけるのも、自分の排尿や排便のタイミングを知るうえで役立ちます。体のリズムがわかってくれば、「トイレに行きたくなるころだ」、「排便がスムーズでないのは、昨日の食べ過ぎかな」など、予測がしやすくなり、不安感も減少するでしょう。

● 適度な運動と睡眠

　軽いストレッチやウォーキングは、運動不足を補うだけでなく、気分転換にもなります。事務作業で座ったままなど、長時間同じ姿勢でいるのは避けましょう。一日30分程度の軽い運動は、体のむくみを取り、排尿・排便をスムーズにすることにも役立ちます。また、骨盤底筋をきたえる体操（84ページ参照）なども、たとえば日常生活でトイレに行ったときや新聞を読んでいるときなどのようにタイミングを決めておき、毎日少しずつでも行うのを習慣にしましょう。

　睡眠時間を十分に取ることも大切です。睡眠が足りないと、疲れも取れず、感染症などにもかかりやすくなります。適切な運動で心地よい程度の疲れを感じていれば、眠りも深く、睡眠の質もよくなります。浅い眠りは抗利尿ホルモンの分泌を妨げ、頻尿の原因になります。

排尿・排便のトラブルを避けるには

●排せつ記録をつける

　排尿・排便の時間、量、状態だけでなく、食事時間、食事の内容、量、運動時間と内容などを、毎日24時間分記録して日誌をつけると、一日の基本的なリズムを把握しやすくなる。起こりそうなトラブルを前もって想定していれば、不安感も減っていく。

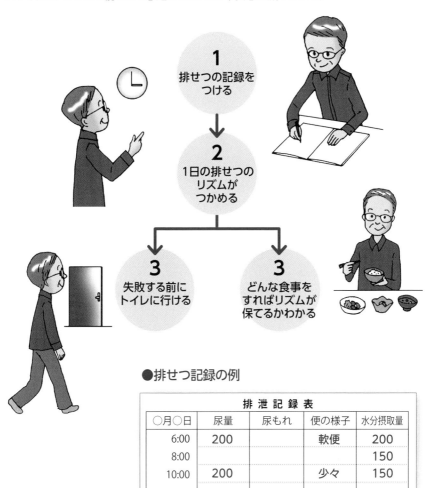

●排せつ記録の例

排 泄 記 録 表

○月○日	尿量	尿もれ	便の様子	水分摂取量
6:00	200		軟便	200
8:00				150
10:00	200		少々	150
1日の合計	1200ml			1600ml
	7 回	1 回	4 回	8 回

第1章 手術後の食事のとり方とレシピ
第2章 前立腺がんの基礎知識
第3章 前立腺がんの治療法
第4章 前立腺がん治療の後遺症と副作用への対応
第5章 再発を防ぎ体調を整える生活のしかた
第6章 経済的な支援を受ける手続きのすべて

ホットフラッシュなどホルモン療法の副作用

ホルモン療法が行われると、副作用として"のぼせ"や"ほてり"など更年期障害のような症状が現れることがあります。骨や筋肉が弱くなる傾向もみられます。

●ホルモン療法の副作用「ホットフラッシュ」

　ホルモン療法　（78ページ参照）は、男性ホルモンの分泌や作用を抑えて、がん細胞の増殖を防ぐのが目的なので、男性ホルモンの低下による副作用も起こりえます。最も多いのが、女性の更年期障害の代表とされる「ホットフラッシュ」で、治療後数週間で症状が出てくるといわれます。顔が熱くなって紅潮し、頭に血がのぼるような感覚を覚える"のぼせ"、とくに首、胸など上半身がいきなり熱くなる"ほてり"、滝のような汗が止まらなくなる"発汗"などで、療法中の患者さんの多くにみられます。

●肥満になりやすい理由（わけ）

　ホルモン治療の影響で筋力が低下すると、エネルギーの消費量が落ちるため、以前と同じ運動や食事をしていても太りやすくなります。退職や仕事量の減少で、使うエネルギー量はさらに減ります。また治療の効果が出てくると、体調が良くなって食欲も出てきます。薬剤によっては中性脂肪が上昇しやすくなることもあります。体重が増えると糖尿病や高血圧などの生活習慣病にかかるリスクも高くなります。

●筋力低下とその他の副作用

　そのほか顕著にみられるのは筋力低下です。筋肉は男性ホルモンの影響が大きいので、筋力が衰えて、階段の上り下りがつらくなることもあります。治療前と同じように運動しているとけがをする可能性が高いでしょう。

　抗男性ホルモン薬のステロイド系を使用した場合、性機能障害や乳房の女性化などの副作用が現れることがあります。乳腺の痛み、関節痛、貧血、抑うつ状態なども挙げられます。

ホルモン療法の主な副作用

●男性ホルモン低下の影響で起こる症状

- **ホットフラッシュ**

- **肥満**

- **生活習慣病（糖尿病、高血圧症など）**

- 筋力低下

- 性欲低下、精液の減少、勃起障害などの性機能障害

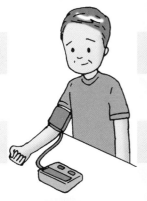

- 認知機能の低下

- 乳腺の痛み

- 女性化乳房

- 関節痛

- 肝機能障害

- 骨粗しょう症

- 貧血

- 抑うつ状態　など

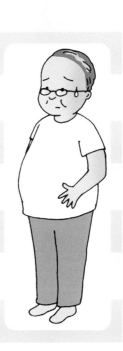

第1章　手術後の食事のとり方とレシピ

第2章　前立腺がんの基礎知識

第3章　前立腺がんの治療法

第4章　前立腺がん治療の後遺症と副作用への対応

第5章　再発を防ぎ体調を整える生活のしかた

第6章　経済的な支援を受ける手続きのすべて

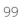

ホルモン療法の副作用への予防と対策

ホルモン療法の副作用には、治療を始めるときから予防を心がけること、また経過を見ながら対策をとるという、段階を踏んだ方法で対処していきましょう。

●骨粗しょう症などへの予防

骨粗しょう症はとくに予防が大切な病気です。ホルモン療法を長期間続けた場合、骨がもろくなり、悪化すると骨粗しょう症になる危険があります。骨粗しょう症になると、ちょっとしたはずみで骨折しやすくなり、骨折した部分が痛くなって、動けなくなることもあります。体重増加が重なると、さらに転びやすく、転んだ時のけがも心配されます。適度な運動と日光浴を欠かさず、たばことアルコールは控え、適度な運動をしましょう。主治医にカルシウム剤など薬剤を処方してもらうこともできます。床にものを置かない、スリッパをはかない、手すりや照明をつけるなど、骨折のきっかけをつくらないようにしましょう。

筋力低下（98ページ参照）の場合、ホルモン療法が終了すれば回復していきます。とはいえ、治療中も適度な運動は欠かさないようにしましょう。筋力が低下すると、つい運動をしなくなるので体重増加にもつながります。まず自分にとって適正な体重を知り、それを維持することを心がけましょう。

●なってしまってからの対策

のぼせ、ほてり、発汗などのいわゆるホットフラッシュは、ホルモンバランスの急激な変化に体が対応しきれずに起こる症状ですが、その一面、薬が効いている証拠ともいえます。症状が重い場合は主治医に相談し、治療薬の変更や休止、症状を軽減する薬の併用、漢方薬の服用が考えられます。日常生活では、ぬるめの温度での入浴、空調の調節、急激な汗で体が冷えないよう吸湿性の良い下着を用意し、こまめに着替えること。スパイスの効いた食事、熱いコーヒーなど刺激の強い飲み物はできるだけ控えましょう。

ホルモン療法の副作用の予防

①骨粗しょう症

- カルシウム（牛乳、大豆製品など）、
  ビタミンD（サケ、サンマ、卵など）、
  ビタミンK（納豆、小松菜、海藻など）、
  リン、マグネシウム、タンパク質をとる

- 禁煙

- アルコールは控えめ

- 散歩、ストレッチなど適度な運動

- 30分程度の日光浴

フラミンゴのように片足で立つフラミンゴ体操は、
骨を強くし、バランス感覚もきたえられます。

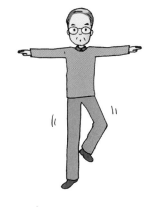

②ホットフラッシュ

- ストレッチや散歩など適度な運動

- 音楽などでリラックス

- 患者会で情報交換

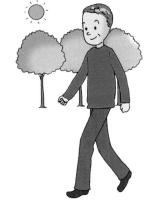

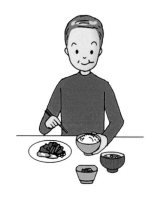

③肥満

- 脂肪量が少なくバランスの良い食事

- 適度な運動

- 適正体重を知る

適正体重とは、最も病気になりにくい体重のこと
※（日本肥満学会）

適正体重（kg）＝身長（m）×身長（m）×22

つまり、身長が165cmなら、1.65×1.65×22で、約
60kgになります。

第1章 手術後の食事のとり方とレシピ

第2章 前立腺がんの基礎知識

第3章 前立腺がんの治療法

第4章 前立腺がん治療の後遺症と副作用への対応

第5章 再発を防ぎ体調を整える生活のしかた

第6章 経済的な支援を受ける手続きのすべて

前立腺がんの治療で選択される ことがある「先進医療」とは？

　わが国の保険制度では、保険適用が認められた治療法や医療機関でないと公的医療保険の給付対象にはなりません。最新の治療法や医療機器を使った治療は、併せて行われた保険適用の治療も含めて全額自己負担となります。しかし、厚生労働大臣が「先進医療」と認めた治療 (2020 年 4 月現在 81 種類) については、保険適用外の診療と保険診療の併用が認められ、保険適用の医療費については公的医療保険の給付が受けられます。

●先進医療費の支払いの内訳
総医療費が100万円、このうち先進医療費が20万円だったケース

①先進医療に係る費用　20万円　**全額自己負担**
②通常の治療と共通する部分(初診料、指導管理料、注射料、検査料、処置料、画像診断料、投薬料、入院基本料など)　**保険適用になる**

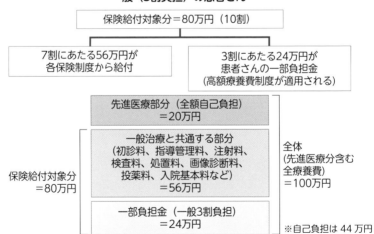

※厚生労働省 HP「先進医療の概要について」を参考に作成

再発を防ぎ
体調を整える
生活のしかた

待機療法中の過ごし方

積極的な治療を行わない「待機療法」は、「監視療法」とも呼ばれます。症状の変化を見守りながら、治療を開始するタイミングをはかる治療法です。

●待機療法は「生活の質」を保てる治療法

前立腺がんの待機療法は、「治療をしない」ことではありません。待機療法の目的は、定期的に検査を行ってがんの状態をチェックし、必要に応じて治療方針を考えていくことです。

どのようなものであっても、がんの治療は体に負担をかけることになります。待機療法は体への負担とがんの進行の両面から考えたうえで最適な治療のタイミングをはかるものです。不必要な治療を避けることで、待機中の生活の質（QOL）を保てることがいちばんのメリットです。

●定期的な検査を欠かさない

待機療法中は、医師の指示に従って定期的に検査を行います。PSA 検査は 3〜6 カ月ごと（必要に応じて直腸診も行う）、前立腺生検は 1〜3 年ごとが目安です。MRI 検査も 1 年ごとに行います。また、排尿のトラブルや頻尿などの症状に気づいたときは、検査の時期ではなくても受診しましょう。

各種の検査は、がんに進行が見られた場合、適切なタイミングを逃さずに治療を始めるために必要なものです。自覚症状がなくても、欠かさずに受けるようにしましょう。

●心配し過ぎず、日常生活を楽しむ

待機療法を行う場合、検査を受ける以外は普通の生活を送ることができます。がんと診断されたことへの不安もあるでしょうが、待機療法が可能ということは、それだけ低リスクであるということ。現在の病状を前向きに捉えて、生活を楽しむことも大切です。

待機療法中の生活の基本

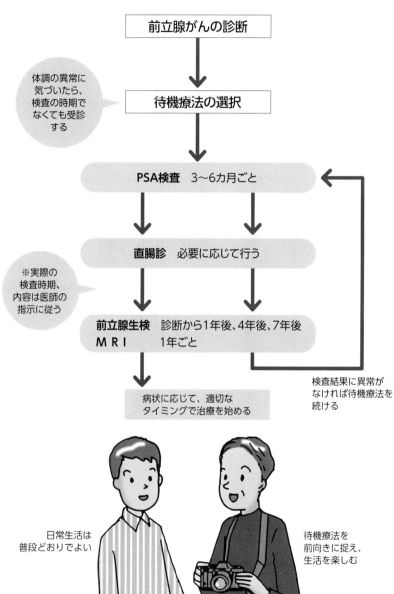

前立腺がんの診断

↓

待機療法の選択

体調の異常に
気づいたら、
検査の時期で
なくても受診
する

↓

PSA検査　3〜6カ月ごと

↓

直腸診　必要に応じて行う

※実際の
検査時期、
内容は医師の
指示に従う

↓

前立腺生検　診断から1年後、4年後、7年後
MRI　　1年ごと

↓

病状に応じて、適切な
タイミングで治療を始める

検査結果に異常が
なければ待機療法を
続ける

日常生活は
普段どおりでよい

待機療法を
前向きに捉え、
生活を楽しむ

第1章　手術後の食事のとり方とレシピ

第2章　前立腺がんの基礎知識

第3章　前立腺がんの治療法

第4章　前立腺がん治療の後遺症と副作用への対応

第5章　再発を防ぎ体調を整える生活のしかた

第6章　経済的な支援を受ける手続きのすべて

待機療法中にPSA値が上がったときの対処法

待機療法中、定期的に行うPSA検査は、病気の進行を確認するためのものです。結果に応じて、前立腺生検なども必要になることがあります。

● PSA 値の小さな変動は気にしなくてよい

　待機療法中、定期的に続ける PSA 検査は、病勢を確認するために行うものです。PSA 値は「変化のしかた」を見ることが大切なので、わずかな数値の上下は気にしなくても大丈夫です。PSA 値は加齢とともに上がっていくことが多く、性的行動や直腸診による前立腺の刺激など、前立腺がん以外の原因でも一時的に上昇が見られます。そのため、必ずしも「PSA 値の上昇＝病気の悪化」と捉える必要はありません。

● PSA 値の「上がり方」で進行をチェックする

　前立腺がん細胞は 2 個が 4 個、4 個が 8 個、と分裂をくり返して増殖しますが、このスピードが速いと PSA 値が倍加する時間も短くなります。治療を始める一つの目安は、PSA の倍加時間が 3 年未満になったときです。この場合は前立腺生検を行い、がんの悪性度を示すグリソンスコアや、陽性コア（がん細胞が見つかった組織片）数の増加が見られるかどうかも確認します。これらの検査の結果を総合的に見たうえで、治療開始時期や治療方法を検討します。このほか、排尿困難などによる生活の質の低下を理由に、待機療法からその他の治療に移行する人もいます。

●必要に応じて治療に移行する

　検査の結果に問題がなければ、その後もこれまで通りの生活を続けることができます。治療を開始したほうがよいと判断された場合は、進行の度合いや本人の体調に応じて手術療法や放射線療法、ホルモン療法などの治療法を選択していくことになります。

待機療法から治療に移行する目安

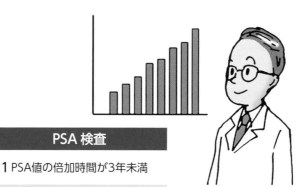

PSA 検査

1 PSA値の倍加時間が3年未満

PSA 検査によってがん細胞が 2 倍に増えるのにかかる時間を推測し、進行の速さを確認する

前立腺生検

2 グリソンスコアが7以上

生検で採取した細胞から、グリソンスコア（前立腺がんの悪性度を示す値）を調べる

3 陽性コアが3本以上

生検で採取した 12 カ所（12本）の組織のうち、がん細胞を含むものがどの程度あるかを調べる

1 〜 3 の結果を総合的に判断し、
治療を開始するかどうかを検討する

待機療法後の治療法

完治を目指す	がんの進行をおさえる
手術療法 放射線療法	ホルモン療法

■1■ 手術後の食事のとり方とレシピ

■2■ 前立腺がんの基礎知識

■3■ 前立腺がんの治療法

■4■ 前立腺がん治療の後遺症と副作用への対応

第5章 再発を防ぎ体調を整える生活のしかた

■6■ 経済的な支援を受ける手続きのすべて

日常生活で気をつけたいこと

治療中や治療後は、日常生活の送り方が体調を左右することもあります。治療法ごとに、注意したいことや心がけたいことを知っておきましょう。

●規則正しい生活で生活習慣病も予防する

　前立腺がんの治療中や治療後は、できるだけ規則正しい生活を心がけましょう。前立腺がんの患者さんの多くは、生活習慣病にも注意が必要な年齢です。体力を保ち、さらに前立腺がん以外の病気を予防・改善するためにも、栄養バランスのとれた食事（10ページ〜）、十分な睡眠、適度な運動などを心がけることが大切です。

●各種の治療後に注意したいこと

　手術後は患部に負担をかけないように注意します。術後しばらくは、自転車やバイクなどに乗るのは避けましょう。排尿のトラブルを予防・改善する骨盤底筋体操（84ページ〜）もおすすめです。

　放射線療法後は、リンパ浮腫や排泄時のトラブルを防ぐため、長時間座ったままでいるなど、血液やリンパの流れを滞らせる習慣を避けるように気をつけます。

　化学療法後は免疫力が低下しているので、手洗いやうがいで感染症予防を。出血しやすくなっているため、けがややけどにも注意が必要です。

●ホルモン療法中に注意したいこと

　ホルモン療法中は、骨を健康に保つことに気を配ります。治療によって男性ホルモンが減少すると、骨密度や筋肉量も低下しやすいからです。骨を健康に保つためには、食事から骨の材料となるタンパク質やカルシウムなどを十分にとることに加え、適度な運動（110ページ）による刺激も必要です。筋肉の減少を防ぐためにも役立つので、無理のない範囲で体を動かす習慣を身につけるとよいでしょう。

治療法別・日常生活の注意

手術療法の後

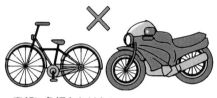

患部に負担をかけない
術後しばらくは、自転車やバイクに
乗るのは控える

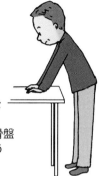

**排尿トラブルを
予防・改善する**
手術の前から骨盤
底筋体操を行う

放射線療法の後

**リンパ浮腫を
予防・改善する**
排便・排尿時のトラブ
ルを予防・改善する。
血液やリンパの流れ
を滞らせないため、下
半身を長時間圧迫し
ない

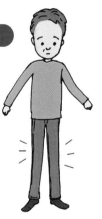

化学療法の後

感染症を予防する
手洗いやうがいをこ
まめに行い、外出時
はマスクをつける

けがや
やけどにも
注意！

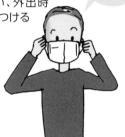

ホルモン療法中

骨の健康を守る
筋肉の減少を防ぐ。
食事からタンパク質
やカルシウムなどを
補給し、適度な運動を

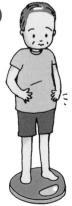

**肥満を予防・
改善する**
ホルモンバランスの
影響で太りやすくな
るので、食事に注意

第1章 手術後の食事のとり方とレシピ

第2章 前立腺がんの基礎知識

第3章 前立腺がんの治療法

第4章 前立腺がん治療の後遺症と副作用への対応

第5章 再発を防ぎ体調を整える生活のしかた

第6章 経済的な支援を受ける手続きのすべて

体調に合わせて適度な運動を

前立腺がんの治療中や治療後、適度な運動をすることは、体調や生活の質の改善につながります。安全に、無理なくできる範囲で取り組みましょう。

●肥満の予防・改善に加えて生活習慣病を防ぐ効果も

運動にがんの進行を遅らせたり再発などを防いだりする効果があるかどうかは、まだわかっていません。でも、前立腺がんの発症や進行には肥満もかかわっていると考えられており、肥満の予防・改善に運動は有効です。

心疾患や糖尿病、高血圧といった生活習慣病の予防・改善や、ホルモン療法中の骨粗しょう症を防ぐうえでも運動は有効です。また体を動かすことは、気分転換や不安の軽減にも役立ちます。

●激しい運動より軽い有酸素運動を

肥満の予防・改善には、筋肉に強い負荷をかける筋トレなどより、軽い負荷を一定の時間かけ続ける「有酸素運動」が適しています。運動習慣のなかった人にも取り組みやすいのが、ウォーキングや軽いジョギングです。体調に応じて、1日30分・週に3日程度を目安に行ってみましょう。

●体調に合わせて適切に行う

運動する際に注意したいのが、体に負担をかけない範囲で続けることです。治療の副作用などで貧血が強い場合は、貧血が改善するまで運動は控えます。また、骨粗しょう症がある場合は、転倒などに注意が必要です。安全な場所を選び、無理のない程度に体を動かすようにしましょう。

化学療法の後は免疫機能が低下しているため、感染症にかかるリスクが高まります。白血球の数が正常値に戻るまで、人が集まるジムなどに行くのは控えたほうが安心。放射線療法後は、水泳を避けましょう。プールの水に含まれる塩素が、炎症を起こした肌を刺激することがあるからです。

運動する際に注意したいこと

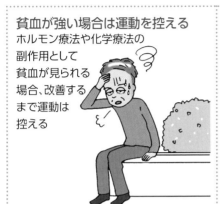

貧血が強い場合は運動を控える
ホルモン療法や化学療法の
副作用として
貧血が見られる
場合、改善する
まで運動は
控える

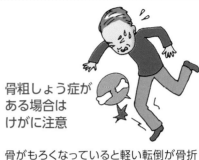

骨粗しょう症が
ある場合は
けがに注意

骨がもろくなっていると軽い転倒が骨折
などにつながることもあるので、安全＋適
度な運動を

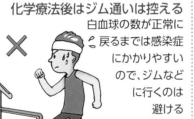

化学療法後はジム通いは控える
白血球の数が正常に
戻るまでは感染症
にかかりやすい
ので、ジムなど
に行くのは
避ける

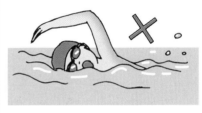

放射線療法後は水泳を避ける
塩素が肌を刺激するため、放射線療法後
は、肌トラブルがおさまるまで水泳は控
える

無理のない範囲で
有酸素運動を

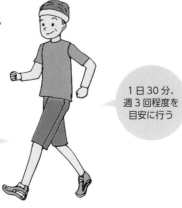

1日30分、
週3回程度を
目安に行う

ウォーキングや
軽いジョギング
などがおすすめ

第1章 手術後の食事のとり方とレシピ

第2章 前立腺がんの基礎知識

第3章 前立腺がんの治療法

第4章 前立腺がん治療の後遺症と副作用への対応

第5章 再発を防ぎ体調を整える生活のしかた

第6章 経済的な支援を受ける手続きのすべて

たばこやお酒とのつきあい方

前立腺がんの診断や治療は、たばこやお酒といった嗜好品とのつきあい方を考えるきっかけにもなります。体への影響を正しく理解しておきましょう。

●喫煙者は禁煙するのが理想

喫煙が前立腺がんに及ぼす影響については、はっきりわかっていない部分もありますが、海外では「喫煙本数が多かったり喫煙年数が長かったりする人は前立腺がんのリスクが上がる」という報告があります。

前立腺がんとの関係が証明されていなくても、たばこには多くの有害物質が含まれています。喫煙が、肺がんなどその他のがんや生活習慣病の原因になることもわかっているので、喫煙者は禁煙するのが理想です。

●手術をする場合は術前からの禁煙を

治療法として手術療法を選んだ場合、術前から禁煙を勧められることが多いでしょう。喫煙の習慣があると手術の際全身麻酔によって、術後に肺炎などを合併する可能性も高まることがあるからです。手術後の入院中は、当然禁煙することになるので、退院後もそのまま禁煙をつづけるとよいでしょう。

●お酒はほどよい量にとどめる

前立腺がんの場合、アルコールが病気に直接影響することはないと考えられています。ただし、放射線療法の副作用として下痢が見られる場合などは、極力刺激を避けるため飲酒を控える必要があります。

肝臓がんや口腔がん、食道がんなど、いくつかのがんでは飲酒が発がんの危険因子であることがわかっています。また、生活習慣病の予防・改善のためにも飲み過ぎには注意が必要です。アルコールは体調と相談しながら、ほどほどの量をたしなむようにしましょう。

第1章 手術後の食事のとり方とレシピ

第2章 前立腺がんの基礎知識

第3章 前立腺がんの治療法

第4章 前立腺がん治療の後遺症と副作用への対応

第5章 再発を防ぎ体調を整える生活のしかた

第6章 経済的な支援を受ける手続きのすべて

喫煙者はできるだけ禁煙を

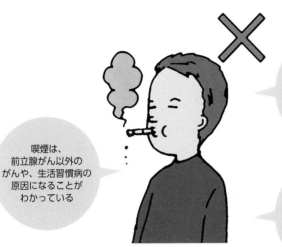

「喫煙本数が多い」
「喫煙年数が長い」
などの条件が、
前立腺がんのリスクを
高めるという
報告も

喫煙は、
前立腺がん以外の
がんや、生活習慣病の
原因になることが
わかっている

本人だけでなく、
煙（受動喫煙）によって
家族や身近な人の
健康にも
悪影響を及ぼす

お酒は飲み過ぎに注意

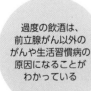
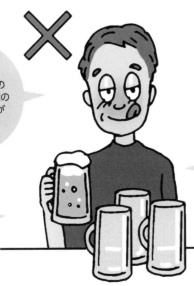

過度の飲酒は、
前立腺がん以外の
がんや生活習慣病の
原因になることが
わかっている

飲み過ぎに注意し、
週に数日は休肝日を
つくるとよい

治療の副作用で
下痢が見られる
場合などは
飲酒を避ける

113

ストレスをため込まない

がんの治療には身体的なつらさだけでなく、精神的なつらさもつきものです。自分なりのストレス解消法を見つけ、前向きに生活を楽しみましょう。

●病気について心配しすぎず、生活を楽しむ

　がんと診断されると、治療中や治療後に不安を感じることも多いでしょう。また治療法によっては、副作用に悩まされることもあるかもしれません。でも、ストレスを抱え続けるのは心への負担が大きいだけでなく、家に閉じこもりがちになるなどして体力の回復を妨げる原因にもなります。治療に関しては医師の言葉を信頼し、待機療法中や治療が一段落した後は生活を楽しむことを心がけましょう。

●好きなことを楽しんでストレスを解消

　ストレス解消に役立つのは、好きなことを楽しむ時間をもつことです。ストレス解消というと、スポーツやカラオケなどを思いうかべがちですが、アクティブなことでなくてもかまいません。自分が夢中になれること、リラックスして楽しめることを続けてみましょう。また、体調に問題がなければどんどん外出してください。体を動かすことにつながるだけでなく、環境を変えることは気分転換の助けにもなるでしょう。

●正しい知識を身につけることで不安が軽くなることも

　病気への不安は、知識不足が原因の場合もあります。気になることや知りたいことは、治療や定期検査の際、医師に遠慮なく聞きましょう。主治医に相談しにくい場合は、地域の「がん相談支援センター」などを利用する方法もあります。気分の落ち込みが続いてつらいときは、主治医に相談を。がんの患者さんの心のケアを専門とする精神腫瘍医や、心理士などによるケアを受けたほうがよい場合もあります。

ストレスを軽減するために

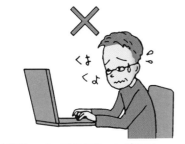

病気について心配しすぎない
治療に関しては医師を信頼し、
あれこれと考えすぎない

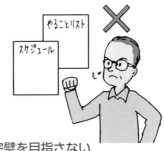

完璧を目指さない
生活習慣や運動などについて、
自分に厳しくしすぎない

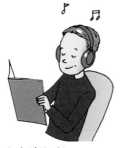

好きなことを楽しむ
「自分が楽しむため」のことをする
時間をつくってみる

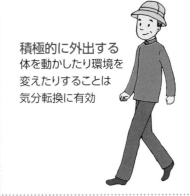

積極的に外出する
体を動かしたり環境を
変えたりすることは
気分転換に有効

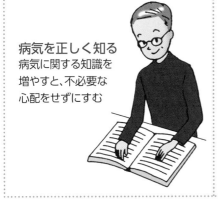

病気を正しく知る
病気に関する知識を
増やすと、不必要な
心配をせずにすむ

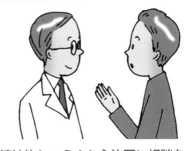

精神的なつらさも主治医に相談を
心のケアの専門医や専門スタッフによる
ケアが必要なことも

第1章 手術後の食事のとり方とレシピ

第2章 前立腺がんの基礎知識

第3章 前立腺がんの治療法

第4章 前立腺がん治療の後遺症と副作用への対応

第5章 再発を防ぎ体調を整える生活のしかた

第6章 経済的な支援を受ける手続きのすべて

前立腺がんの再発と再燃

前立腺がんには「再発」のほか、「再燃」があります。いずれの場合も術後の定期検査をきちんと受け、早期発見することが大切です。

●再発と再燃の違い

　がんの場合、治療した際にわずかながん細胞が体内に残り、治療後に増殖を始めてしまうことがあります。これが「再発」です。前立腺がんの場合、「再発」のほかに治療によっておさまっていたがんがふたたび増殖する「再燃」が起こることもあります。

●根治療法後に起こることがある再発

　再発が起こるのは、前立腺全摘除術や放射線療法などの根治治療を行った場合です。前立腺がんの再発には、「**PSA 再発**」と「**臨床的再発**」の2種類があります。

　治療後には PSA 値が下がりますが、その値が上昇することで再発が確認されるのが PSA 再発。CT、MRI、骨シンチグラフィーなどの画像診断や直腸診などで確認されるのが臨床的再発です。臨床的再発の場合、病状は進行していることが多くなっています。

●ホルモン療法後に見られる再燃

　再燃が起こるのは、ホルモン療法を行った場合です。治療によって進行が止まっていたがんが、ふたたび増殖を始めることを指します。

　ホルモン療法はがんの増殖を抑えるのに有効ですが、続けるうちにがん細胞が抵抗力をつけていってしまいます。抵抗力を備えたがん細胞は「去勢抵抗性前立腺がん」と呼ばれ、男性ホルモンが十分にない状態でも増殖していきます。

　再燃は、PSA 値の上昇によって確認されることがほとんどです。再燃までの期間には個人差があり、2〜10年程度の場合が多くなっています。

PSA 再発・再燃の判断基準

第1章 手術後の食事のとり方とレシピ

第2章 前立腺がんの基礎知識

第3章 前立腺がんの治療法

第4章 前立腺がん治療の後遺症と副作用への対応

第5章 再発を防ぎ体調を整える生活のしかた

第6章 経済的な支援を受ける手続きのすべて

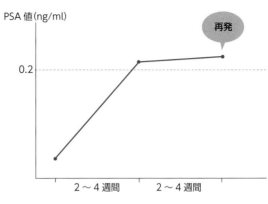

前立腺全摘 手術後の再発

　2〜4週間あけて測定した PSA 値が、2回続けて 0.2ng/ml を超えた場合。

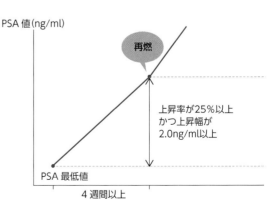

放射線療法後の 再発の基準

　PSA の最低値から、2.0ng/ml 以上上昇した場合。

ホルモン療法後の 再燃の基準

　4週間以上あけて測定した PSA 値が、最低値から 25％以上上昇し、さらに上昇幅が 2.0ng/ml 以上の場合。

117

再発・再燃の治療

定期検査などで前立腺がんの再発・再燃が確認された場合、最初にどんな治療を行ったかによってその後の治療法の選択肢が変わってきます。

●手術療法後の再発

　手術療法後の再発のほとんどは、PSA再発です。PSA検査ではがんがCTなどの画像検査で確認できないほど小さい段階で発見されるため、発見した段階では、がんが前立腺やその周辺にとどまっている「局所再発」なのか、別の部位で増殖を始めた「転移」なのかがわかりません。そのため、再発までの期間やPSA値の上昇の速度、手術所見、年齢などから、再発か転移かを統計的に予測して治療を始めます。

　再発と思われる場合は、放射線療法で根治を目指します。放射線療法の効果が期待しにくい場合や治療後にPSA値が下がらない場合は、補助的にホルモン療法も行います。再発ではなく転移と思われる場合は、ホルモン療法を検討します（120ページ）。

●放射線療法後の再発

　放射線療法後に再発した場合、再度の放射線照射は行えません。そのため、ホルモン療法を開始するのが一般的です。ただし、最初のがんが低リスクだった場合、しばらくは経過観察を行うこともあります。患者さんの状態によっては、全摘手術などが検討される場合もあります。

●ホルモン療法後の再燃

　ホルモン療法で抑え込んでいたがんが再燃した場合は、現在使っている薬が効かなくなったということです。薬の種類を変えてホルモン療法を継続するか、化学療法に移行することになります。化学療法の前後に、男性ホルモンの合成を抑える薬などが併用されることもあります。

再発・再燃・転移した場合の治療法

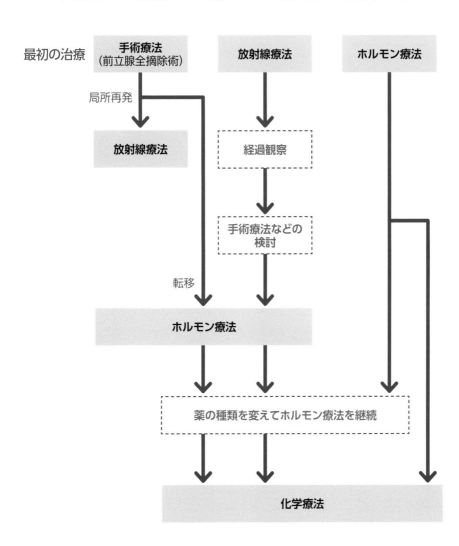

第1章 手術後の食事のとり方とレシピ

第2章 前立腺がんの基礎知識

第3章 前立腺がんの治療法

第4章 前立腺がん治療の後遺症と副作用への対応

第5章 再発を防ぎ体調を整える生活のしかた

第6章 経済的な支援を受ける手続きのすべて

前立腺がんの転移

前立腺がんでは、骨への転移がもっとも多く見られます。がんの進行を抑えると同時に、症状に合わせて痛みに対処するための治療も必要です。

●前立腺以外の部位でがんが増殖する「転移」

　がん細胞が血液やリンパによってほかの部位に運ばれ、そこで増殖することを「転移」といいます。前立腺がんの発見が遅かった場合や、治療後に再発・再燃した場合、転移が見られることもあります。

●前立腺がんは骨への転移が多い

　前立腺がんの場合、もっとも多いのが骨への転移です。なかでも骨盤骨や脊椎、大腿骨、肋骨などへの転移が多く見られます。骨転移というと骨がもろくなるイメージがありますが、前立腺がんでは異常な骨がつくられる「造骨型」の転移が起きやすくなります。

　こうした転移が起こると骨の表面の神経が刺激され、痛みが生じます。転移した部位によっては、手足のしびれや麻痺といった症状が現れることもあります。また、骨折や圧迫骨折も起こしやすくなるので、日常生活にも注意が必要です。

●ホルモン療法に加え、痛みをとる治療などを行う

　骨転移が確認された場合、ホルモン療法を行い、さらに症状に応じて各種の治療を組み合わせていきます。

　痛みをやわらげるためには、鎮痛薬を使用。痛みのある部位が限られている場合は、放射線療法も有効です。放射線療法は外部照射のほか、放射性医薬品を注射して骨の内側から放射線照射を行う方法もあります。

　骨転移の進行を抑えるためには、骨をこわす細胞の働きを抑制する薬を投与する治療が行われます。

前立腺がんに多い「造骨型」の骨転移

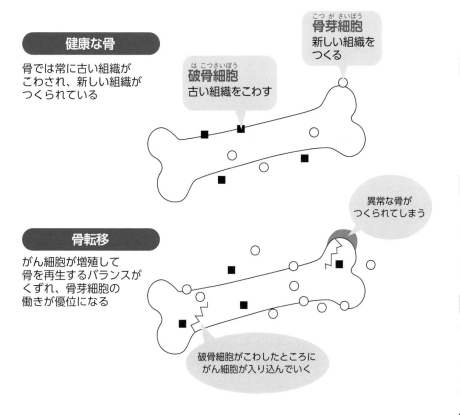

健康な骨

骨では常に古い組織が
こわされ、新しい組織が
つくられている

破骨細胞（はこつさいぼう）
古い組織をこわす

骨芽細胞（こつがさいぼう）
新しい組織を
つくる

骨転移

がん細胞が増殖して
骨を再生するバランスが
くずれ、骨芽細胞の
働きが優位になる

異常な骨が
つくられてしまう

破骨細胞がこわしたところに
がん細胞が入り込んでいく

骨転移の治療

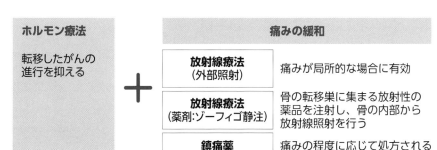

ホルモン療法	痛みの緩和	
転移したがんの進行を抑える	**放射線療法** （外部照射）	痛みが局所的な場合に有効
	放射線療法 （薬剤：ゾーフィゴ静注）	骨の転移巣に集まる放射性の薬品を注射し、骨の内部から放射線照射を行う
	鎮痛薬	痛みの程度に応じて処方される

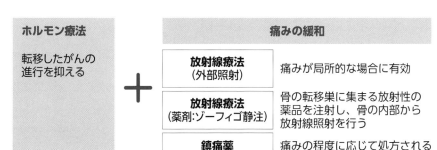

第1章 手術後の食事のとり方とレシピ

第2章 前立腺がんの基礎知識

第3章 前立腺がんの治療法

第4章 前立腺がん治療の後遺症と副作用への対応

第5章 再発を防ぎ体調を整える生活のしかた

第6章 経済的な支援を受ける手続きのすべて

治療後は定期検査を欠かさずに

手術療法や放射線療法などがんを「治す」治療を終えた後も、再発等の可能性はゼロになったわけではありません。定期検査は欠かさずに受けましょう。

●治療が終わった後の経過観察も大切

待機療法やホルモン療法を行っている場合は、定期的に通院する必要があります。手術療法や放射線療法を受ける場合は治療によって根治（こんち）を目指すことになりますが、本当に治ったかどうかは、治療を終えた直後に判断することができません。自覚症状などがなくても油断せず、治療後数年は医師の指示に従って経過観察を続けましょう。定期的に検査を受けていれば、進行してしまう前に発見することができます。また、日常の体調管理などについて医師に相談するよい機会にもなります。

●定期的に PSA 検査などを行う

病状などにもよりますが、治療後の経過観察は、治療終了後 2 年間は 3 カ月ごと、その後 5 年間は 6 カ月ごと、その後は 1 年に 1 回程度を目安に医師の診察を受けます。年 1 回の検査をいつまで続けるかは、主治医の指示に従いましょう。病院では PSA 検査を中心に、必要に応じて画像検査や直腸診なども行われます。定期検査のタイミングではなくても、気になる症状が現れた場合はすぐに受診します。

●定期検査は治療を受けた病院以外でも可能

現在では、がんの治療を行う病院と地域の医療機関の連携が進んでいるため、定期検査は地域の医療機関で受けることも可能です。治療した病院と定期検査を行う病院が連携して患者さんの情報を共有することで、適切な経過観察を続けることができます。治療を受けた病院に通いにくい場合などは医師に相談し、通院しやすい医療機関を紹介してもらいましょう。

経過観察の目安

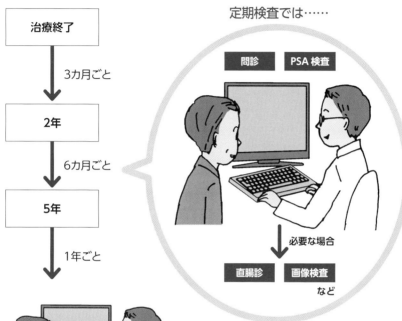

```
┌──────────┐
│  治療終了  │
└──────────┘
     │
   3カ月ごと
     ↓
┌──────────┐
│   2年    │
└──────────┘
     │
   6カ月ごと
     ↓
┌──────────┐
│   5年    │
└──────────┘
     │
   1年ごと
     ↓
```

定期検査では……

| 問診 | PSA 検査 |

↓ 必要な場合

| 直腸診 | 画像検査 |
など

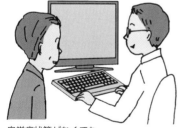

自覚症状等がなくても、
医師の指示に従って経過観察を続ける

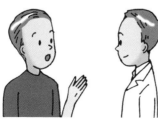

体調管理や日常生活に関する不安、
悩みなどがあれば医師に相談する

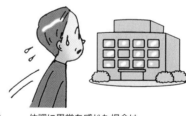

体調に異常を感じた場合は、
定期的な受診の時期ではなくても
病院へ！

第1章 手術後の食事のとり方とレシピ

第2章 前立腺がんの基礎知識

第3章 前立腺がんの治療法

第4章 前立腺がん治療の後遺症と副作用への対応

第5章 再発を防ぎ体調を整える生活のしかた

第6章 経済的な支援を受ける手続きのすべて

緩和ケアについて知っておきたいこと

緩和ケアは、患者さんの体と心の苦痛をやわらげるためのもの。治療に直接かかわらないように思えることでも、専門家に対応してもらえます。

●がんのつらさは身体的なものだけではない

　前立腺がんに限らず、がんのつらさは体の不調や痛みだけではありません。長くつき合わなければならず、再発等の不安もあるため、精神的な負担も大きくなります。心身へのストレスが大きくなると「生活の質」が下がり、体力や治療に対する意欲まで低下してしまうこともあります。がんのつらさをやわらげるため、がんそのものの治療以外の部分で患者さんをサポートするのが「緩和ケア」です。

●専門のスタッフが患者さんを支える「緩和ケア」

　緩和ケアは、主治医や担当看護師に加え、精神腫瘍医（がんに関する心のケアの専門医）、薬剤師、ソーシャルワーカーなどがチームとなって行います。患者さんの訴えに応じて専門家が対応し、適切なケアや治療につなげることで心身のつらさをやわらげていきます。

●がんと診断されたときからケアを受けることができる

　緩和ケアは末期の患者さんのためのもの、というイメージがあります。でも緩和ケアは、がんによる体の痛みやつらい症状をやわらげることだけが目的ではありません。本来は、がんと診断されたときから必要に応じて行われるもので、入院中だけでなく、外来治療や在宅療養を行う場合でもケアを受けることができます。

　緩和ケアについて知りたい場合、希望する場合は、まず主治医や看護師に相談してみましょう。全国のがん診療連携拠点病院の「がん相談支援センター」では、対面や電話などでの相談も可能です。

第1章 手術後の食事のとり方とレシピ

第2章 前立腺がんの基礎知識

第3章 前立腺がんの治療法

第4章 前立腺がん治療の後遺症と副作用への対応

第5章 再発を防ぎ体調を整える生活のしかた

第6章 経済的な支援を受ける手続きのすべて

緩和ケアのしくみ

各方面の専門家がチームをつくり、さまざまな角度から患者さんを支える

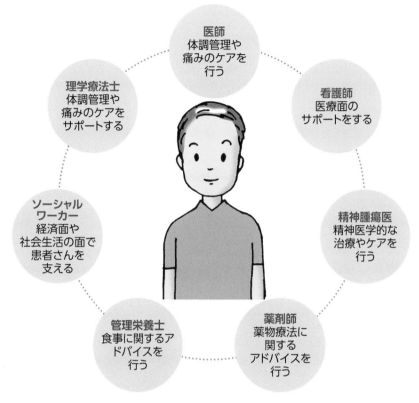

医師
体調管理や
痛みのケアを
行う

看護師
医療面の
サポートをする

理学療法士
体調管理や
痛みのケアを
サポートする

精神腫瘍医
精神医学的な
治療やケアを
行う

ソーシャル
ワーカー
経済面や
社会生活の面で
患者さんを
支える

薬剤師
薬物療法に
関する
アドバイスを
行う

管理栄養士
食事に関するアドバイスを行う

痛みを伝える際のポイント

痛みのケアは、緩和ケアの大切な目的のひとつ。
医師や看護師に伝えるときは、次のポイントを意識しましょう。

時　期	いつ痛むのか、どんなときに痛むのか	夜寝ているとき　など
部　位	痛む部位、範囲、いつも同じところが痛むのか	腰の左側全体　など
感じ方	痛みの種類をわかりやすい表現で伝える	ズキズキ痛む、しめつけられる感じ　など
程　度	最も強い痛みを10としたとき、どの程度か	10点満点中5点ぐらい　など

仕事に復帰する際の注意

　治療が一段落して仕事を再開する場合は、体調に合わせて働き方を工夫しましょう。

尿失禁への対策を

　前立腺がんの治療後、一時的にせよ多くの人が悩まされるのが尿失禁です。とくに最初のうちは迷わず、専用のパッドなどを使いましょう。出勤の際や仕事中の移動ルートが決まっている場合は、途中で立ち寄れるトイレの場所をチェックしておくと安心です。

仕事内容の見直しも必要

　排尿のトラブルがある場合、おなかに力を入れるのは避けたいもの。また、ホルモン療法中は骨がもろくなっていることがあり、骨折なども心配です。上司に体調や治療の状況を伝え、可能な範囲で仕事内容に配慮してもらうとよいでしょう。

デスクワークは座りっぱなしに注意

　デスクワークの場合は、こまめに立って歩くことを心がけます。長時間座ったままでいると血液やリンパの流れが滞り、リンパ浮腫や排尿トラブルなどにつながることがあります。

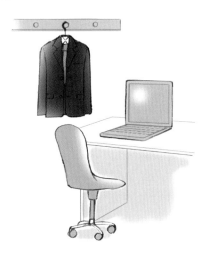

第 **6** 章

経済的な
支援を受ける
手続きのすべて

前立腺がんの治療費はどのくらいになるのか?

前立腺がんの治療費は多くの場合、手術代などの初期費用だけでなく、放射線治療費・ホルモン療法の費用も必要になります。

●がんの進行度や治療方法によって違う治療費

　前立腺がんの治療にかかわる費用は、がんの進行度、治療法、入院期間・治療期間、薬や抗がん剤の種類によって大きく違います。治療費の内訳は初診料、指導管理料、注射料、検査料、処置料、画像診断料、投薬料などです。入院費のうち、健康保険適用になるのは前述の治療費のほか入院基本料です。入院基本料には、医師の診察料や看護師の看護料などが含まれます。

　このほか保険適用にならない差額ベッド代や個室などを希望すればその分の費用もかかります。さらに、パジャマや下着、日用品などの負担もあります。医療費のめやすは2週間の入院で110～180万円くらい。医療費が150万円なら、3割負担の患者さんで45万円、1割負担の方で15万円程度の負担になります。これは手術による治療の費用ですが、さらに術後に通院しながら検査やホルモン療法などの治療を受ける場合は、毎回医療費を支払わなくてはいけないので、かなりの出費が予想されます。

　ただし、1カ月に一定の額を超える高額な医療費は、加入する医療保険が負担してくれる「高額療養費制度」(134ページ参照) があります。

●先進医療は十分に納得してから受ける

　また最近では、凍結療法、高密度焦点式超音波療法 (HIFU) など新しい治療法も行われるようになってきました。こうした治療の検査を希望する場合は、医師に意思を伝えますが、一般的な保険診療を受けるなかで医師がその必要性と合意性を認めた場合に行われます。内容や必要な費用などについて医療機関より説明を受け、十分納得したうえで同意書に署名し検査を受けます。

●前立腺がんの治療費のめやす

手術療法	①開腹手術	約100万円 (入院・検査費を含む)	保険適用	→自己負担 10万円〜30万円
	②腹腔鏡手術	約130万円 (入院・検査費を含む)	保険適用	→自己負担 13万円〜39万円
	③ロボット 　支援手術	約150万円 (入院・検査費を含む)	保険適用	→自己負担 15万円〜45万円
放射線療法	④外部照射療法	約100万円 (通院により受けた場合)	保険適用	→自己負担 10万円〜30万円
	⑤小線源療法	約120万円 (4〜5日の入院費含む)	保険適用	→自己負担 12万円〜36万円
	⑥重粒子線療法	約300万円 (入院・検査費を含む)	保険適用	→自己負担 30万円〜90万円
	⑦陽子線療法	約300万円 (入院・検査費を含む)	保険適用	→自己負担 30万円〜90万円
薬物療法	⑧ホルモン療法 　(内分泌療法)	・LH-RHアゴニスト注射 　約4〜5万円 　(1カ月1回につき)	保険適用	→自己負担 1.2万円〜1.5万円
		・抗アンドロゲン薬 　約150万円 　(1カ月につき)	保険適用	→自己負担 15万円〜45万円
	⑨化学療法	約100万円 (3週間1ユニット)	保険適用	→自己負担 10万円〜30万円
その他の療法	⑩凍結療法	150万円	全額自己負担	
	⑪高密度焦点式 　超音波療法 　(HIFU:ハイフ)	80〜120万円	全額自己負担	

※①〜⑨は「東京慈恵会医科大学病院」調べ 2020年6月現在

●医療費のほかにかかる費用

①差額ベッド代	病院によって違うが、7000円から1万円程度が多い
②家族の通い	病院が遠方の場合、通う交通費・食費などが大きい
③入院の準備	パジャマや日用品・テレビのカードなど
④本人の通院費	退院後の通院にかかる交通費・昼食代など

第1章 手術後の食事のとり方とレシピ

第2章 前立腺がんの基礎知識

第3章 前立腺がんの治療法

第4章 前立腺がん治療の後遺症と副作用への対応

第5章 再発を防ぎ体調を整える生活のしかた

第6章 経済的な支援を受ける手続きのすべて

がんになると経済的な負担が大きくなる

がんの治療費は入院費や手術代のほか、通院による抗がん剤や放射線治療が続くことがあるので、経済的な負担が大きくなりがちです。

●がんの治療費は、がんの種類や治療法、入院期間によって違う

　前立腺がんの治療にかかる費用は、がんの種類、治療法、入院期間・治療期間、薬や抗がん剤の種類によって大きく違ってきます。入院時に支払う手術代・薬代などの医療費は 100 ～ 200 万円ほどかかりますが、公的医療保険制度により、年齢によって 1 ～ 3 割の自己負担で済みます。さらに、公的な医療保険には「高額療養費制度」(134 ページ参照) という制度があり、70 歳未満で年収が約 370 万～ 770 万円の人の場合、医療費総額がどれほど高額になっても、自己負担額は 1 カ月 8 ～ 10 万円程度で済みます。ただし、差額ベッド代や文書料 (診断書)、先進医療にかかわる費用などは、保険適用外となり高額療養費の対象になりません。

●手術後、抗がん剤などの費用が負担になってくる

　ここまでの費用でいえば、先進医療を選ばない限り、手術をともなうほかの疾患と大きな差はありませんが、「がんは経済的負担が大きい」といわれるのは、手術後に高額な放射線治療やホルモン療法（内分泌療法）などが行われる場合です。高額療養費制度を使うことができても、この制度は 1 カ月単位ですので、長期間になると、大きな金額になります。また、治療費のほかに通院するための交通費や昼食代など、気がつくと家計を圧迫していることがあります。

●治療費が心配なら病院やがん相談支援センターに相談を

　治療費について心配なら、入院先の相談窓口や全国のがん診療連携拠点病院などに設置された「がん相談支援センター」に相談しましょう。公的な支援サービスなどを紹介し申請方法などを教えてくれます。

第1章 手術後の食事のとり方とレシピ

第2章 前立腺がんの基礎知識

第3章 前立腺がんの治療法

第4章 前立腺がん治療の後遺症と副作用への対応

第5章 再発を防ぎ体調を整える生活のしかた

第6章 経済的な支援を受ける手続きのすべて

●医療費の自己負担割合

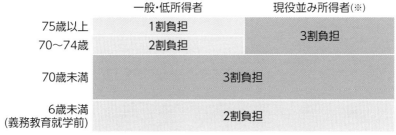

※住民税の課税標準額が145万円以上ある人のいる世帯の人

●前立腺がんの治療費の例（おおよその金額）

①3割負担の人の医療費（200万円の場合）

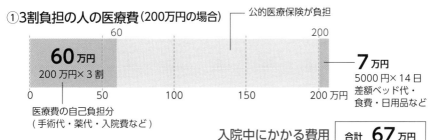

公的医療保険が負担

60万円
200万円×3割

医療費の自己負担分
（手術代・薬代・入院費など）

7万円
5000円×14日
差額ベッド代・
食費・日用品など

入院中にかかる費用　合計 **67万円**

②高額療養費制度を利用したら

医療費の3割

医療保険制度による公的医療保険が負担

7万円

10万円

自己負担額
（約10万円 同一の月内に
入・退院した場合）

高額療養費制度により
公的医療保険が負担

保険外の自己負担額
（7万円 100％自己負担）

入院中の実際の費用　合計 **17万円**
（入院が月をまたぐ時は自己負担額に変更がある）

③抗がん剤治療の費用（1カ月約16万5千円の場合）

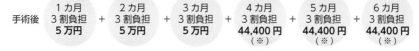

手術後

| 1カ月
3割負担
5万円 | + | 2カ月
3割負担
5万円 | + | 3カ月
3割負担
5万円 | + | 4カ月
3割負担
44,400円
（※） | + | 5カ月
3割負担
44,400円
（※） | + | 6カ月
3割負担
44,400円
（※） |

退院後の費用
（6カ月間）　合計 **28万3200円**

※多数回該当による

前立腺がんで利用できる公的サービス

前立腺がんによって社会生活に支障が出るようなことがあったら、申請によってさまざまな公的サービスを利用することができます。

●公的な支援サービスを活用する

　前述のように、がんの治療費は高額になります。さらに、長期の療養生活を余儀なくされる場合、収入が減って経済的な心配も出てきます。出費を抑え、自分に合った治療を受けるためには、公的な支援制度をフルに活用することが大切です。サラリーマンが休職や退職によって収入の道が閉ざされた場合、加入する医療保険の支援制度があるので会社や団体に相談しましょう。また、(サラリーマンでない)国民健康保険の加入者であれば、公的医療保険の支援制度については市区町村の窓口に相談しましょう。

●制度の相談は医療機関や自治体の窓口へ

　公的な支援制度を十分に活用するには、会社・団体の担当課、各医療機関の相談窓口、各自治体の相談窓口に問い合わせて、自分の状況を説明し、どんな支援が受けられるか情報を得ることが大事です。術後にリンパ浮腫が発症し場合は、弾性着衣や弾性包帯の購入費などは、保険適用になるので主治医に相談しましょう。

●病後の症状によって、さまざまな支援の制度が活用できる

　病状にかかわらず、医療費や療養生活の費用を支援してくれる制度はあります。このほか、長く続く療養のために失業したり、病状が改善されないために生活が困窮したり、介護が必要になったりといったケースでは、それぞれ支援制度があります。失業したら「雇用保険」の失業給付が受給できます。経済的な困窮の場合は「生活保護」、介護が必要であれば年齢と要介護度によって「介護保険」が利用できます。

●主な公的な支援制度

	公的支援制度	制度の内容	相談・申請先
医療費の負担が軽くなる	高額療養費	1カ月の医療費の自己負担分が一定額（一般の収入の世帯でおよそ8万円）を超えた場合、超えた分が支給される制度(134ページ参照)	加入する公的医療保険の窓口
	限度額適用認定申請	70歳未満の公的医療保険の加入者が、あらかじめ限度額適用認定申請(70歳以上の場合は一部不要)をしておけば、窓口負担が自己負担限度額だけで済む制度(138ページ参照)	加入する公的医療保険の窓口
	リンパ浮腫の治療費	リンパ浮腫指導管理料・弾性着衣の購入費・弾性包帯の購入費が保険適用になっている	加入する公的医療保険の窓口
生活を支える制度	傷病手当金	会社員などが病気などによって休職する間の給料を、最長で1年6カ月間、一定額を保障する制度(140ページ参照)	加入する公的医療保険の窓口
	医療費控除	1年間(1～12月)に一定以上の医療費の自己負担があった場合、所得税が還付される制度(142ページ参照)	住所地の税務署
失業したら	雇用保険	療養によって離職せざるを得なくなった場合、雇用保険の被保険者で働く意思と能力があれば、一定期間、一定額の失業給付を受給できる	住所地を管轄するハローワーク
	就職支援	雇用保険とともに求職相談もハローワークの役割。就職先の紹介業務のほか、各種の手当・給付・貸付などの支援も行っている	住所地を管轄するハローワーク
経済的に困った場合は	限度額適用・標準負担額減額認定	住民税非課税世帯に対し、申請により入院中の食事代や医療費の自己負担を軽くする制度	加入する公的医療保険の窓口
	生活保護	病気などで働けず生活が困窮する家庭に医療・生活扶助などを行う制度	市区町村担当窓口や福祉事務所
	生活福祉資金貸付制度	低所得者などに対し生活福祉資金を貸付ける制度で、療養費などは無利子	市区町村の社会福祉協議会
介護が必要なら	介護保険	65歳以上の高齢者と40歳以上で末期がんなどの被保険者が申請できる	市区町村担当窓口、地域包括支援センター
	高額介護合算療養費	同じ健康保険に加入している同一世帯の人の、医療費と介護費の合算額が一定額以上は払い戻される制度	市区町村担当窓口

第1章 手術後の食事のとり方とレシピ
第2章 前立腺がんの基礎知識
第3章 前立腺がんの治療法
第4章 前立腺がん治療の後遺症と副作用への対応
第5章 再発を防ぎ体調を整える生活のしかた
第6章 経済的な支援を受ける手続きのすべて

高額の医療費負担を軽減する制度

1～3割負担でも医療費が高額になってしまったら、決められた上限を超えた分は加入する医療保険から払い戻される制度があります。

●高額な医療費は加入する医療保険から一定額払い戻される

　がんの治療では、1～3割の自己負担でも、医療費が高額になることがあります。そんな高額になる医療費について、一定の額を超える分は加入する医療保険が賄ってくれるのが「高額療養費制度」です。

　医療機関や薬局の窓口で支払った額が1カ月 (1日～月末) で一定額を超えた場合、その超えた金額を加入する保険が支払ってくれます。対象となるのは、医療保険が適用される医療機関や薬局へ支払う1～3割の自己負担額です。

　ひとりの人が複数の医療機関に支払った費用のほか、同じ世帯で同じ医療保険に加入している家族の医療費も合算することができます (世帯合算)。ただし70歳未満の場合は、医療機関ごとに入院と外来、医科と歯科に分けて金額を合計し、2万1000円以上の自己負担のみ合算されます。また、過去12カ月以内に3回以上、高額療養費制度を利用している場合、4回めからは上限の額が引き下げられます (多数回該当)。

●高額療養費の受給には2つの方法がある

　高額療養費の受給には、2つの方法があります。1つめが、自己負担分をいったん支払い、その後に申請するものです。2つめが、事前に手続きをしておく方法。70歳未満の場合、加入している医療保険の担当窓口に申請すると「限度額適用認定証」が交付されます (138ページ参照)。この認定証を医療機関などで提示すれば、窓口での支払いは自己負担の上限までになります。70歳以上 (一般と現役並みⅢ) の場合、「限度額適用認定証」のかわりに「高齢受給者証」を提示します。

●高額療養費の上限額

70歳未満の場合

適用区分	ひと月の上限額(世帯ごと)	多数回該当の場合
年収約1,160万円〜	252,600円+(医療費−842,000)×1%	140,100円
年収約770万円〜約1,160万円	167,400円+(医療費−558,000)×1%	93,000円
年収約370万円〜約770万円	80,100円+(医療費−267,000)×1%	44,400円
年収370万円以下	57,600円	44,400円
住民税非課税者	35,400円	24,600円

70歳以上の場合

適用区分		ひと月の上限額(世帯ごと)		多数回該当の場合
現役並み	(Ⅲ)年収約1,160万円〜	252,600円+(医療費−842,000)×1%		140,100円
	(Ⅱ)年収約770万円〜約1,160万円	167,400円+(医療費−558,000)×1%		93,000円
	(Ⅰ)年収約370万円〜約770万円	80,100円+(医療費−267,000)×1%		44,400円
一般	年収約156万円〜約370万円	外来(個人ごと) 18,000円 年間上限144,000円	57,600円	44,400円
住民税非課税等	Ⅱ 住民税非課税世帯	外来(個人ごと) 8,000円	24,600円	
	Ⅰ 住民税非課税世帯 (年金収入80万円以下など)		15,000円	

※ 「住民税非課税」の区分には多数回該当の適用はありません。

第1章 手術後の食事のとり方とレシピ
第2章 前立腺がんの基礎知識
第3章 前立腺がんの治療法
第4章 前立腺がん治療の後遺症と副作用への対応
第5章 再発を防ぎ体調を整える生活のしかた
第6章 経済的な支援を受ける手続きのすべて

135

高額療養費の申請のしかた

高額療養費は、通常はいったん医療機関に自己負担額の全額を支払い、3〜4カ月後に保険者から届く申請書を受け取ってから申請します。

●高額療養費を事後に手続きする場合

　高額療養費の対象となる人には、高額になった診療月からおおむね3〜4カ月ほどたって、「高額療養費支給申請書」が届きます。その書類に必要事項を記入し、加入する医療保険に申請します。会社や団体であれば、人事課などに申請し代行してもらうことも多いでしょうが、国民健康保険の加入者は、住所地の市区町村の「国民健康保険課」に申請します。

　一般的には、「高額療養費申請書」「運転免許証やパスポート」「医療費などの領収書」「振込先の口座がわかるもの」「マイナンバーがわかるもの」などが必要ですが、郵送が可能な場合は本人確認書類の写しなどを添付します。

　申請に間違いがなければ、病院の窓口で支払った保険適用医療費から自己負担限度額を差し引いた金額が振り込まれます。

例 **100万円の医療費で、窓口の負担（3割）が30万円かかる場合**

通常の場合

病院

①医療費の3割（30万円）を支払う

②3〜4カ月後に「高額療養費支給申請書」が届く

③高額療養費の支給申請を行う

④高額療養費（約21万円）が振り込まれる

入院患者
（自己負担限度額＝約9万円）

加入する医療保険

被保険者証

●高額療養費支給申請書（国民健康保険）の記入例

国民健康保険高額療養費支給申請書

●● 市 長 様

令和○○年 10 月 10 日

令和○○年 7 月診療分を下記のとおり申請します。

申請者（世帯主）
・住所
　●●市 北町1-2-3
・氏名　山本一郎　　㊞
　個人番号 123456789012
・電話 （○○○）○○○－○○○○

(1)	被保険者の記号・番号				
(2)	療養を受けた被保険者の氏名				
(3)	個 人 番 号	123456789012			
(4)	療養を受けた被保険者の生年月日	昭和35年5月10日			
(5)	一般・退職の区分	一般			
(6)	世帯主（組合員）との続柄	本人			
(7)	傷病名	前立腺がん			

(8)	療養を受けた病院・診療所・薬局等の名称及び所在地	名称	北町病院
		所在地	○○市北町

(9)	診療科目、入院・外来の別	泌尿器科・入院

(10)	(8)の病院等で療養を受けた期間	令和○年 7月10日から 同月 20日まで 10日間	令和 年 月 日から 同月 日まで 日間	令和 年 月 日から 同月 日まで 日間	平成 年 月 日から 同月 日まで 日間
(11)	(10)の期間に受けた療養に対し病院等で支払った額	300,000 円	円	円	円

(12)	今回申請の診療年月以前1年間に高額療養費の支給を3回以上受けたときはその直近の診療年月		(13)課税区分（世帯全体）	(14)課税区分（70歳以上）

【70歳以上高額療養費】

高齢者外来		高齢者世帯合算	
外来自己負担限度額	円	自己負担限度額	円
高齢者外来支給額	円	高齢者世帯支給額	円

【国保世帯全体】

世帯自己負担限度額	円
世帯支給額	円

※限度額は制度上の限度額を表示しています。　　特例該当有無　有・無

既支給決定額	円	差引支給額	円	世帯最終支給額	円

振込んでください 右の預金口座へ	振込先金融機関名	○○銀行	本店支店名	北町支店	委任状	受任者住所	
	口座種目	① 普通 2．当座	口座番号	○○○○○		受任者氏名	
	フリガナ					委任者氏名（申請者）	支給金額の申請・受領を上記の者に委任します。 平成 年 月 日 ㊞
	口座名義人	山本一郎					

第1章 手術後の食事のとり方とレシピ
第2章 前立腺がんの基礎知識
第3章 前立腺がんの治療法
第4章 前立腺がん治療の後遺症と副作用への対応
第5章 再発を防ぎ体調を整える生活のしかた
第6章 経済的な支援を受ける手続きのすべて

医療費

「限度額適用認定証」制度と利用のしかた

手術代などの治療費を支払うとき、あらかじめ「限度額適用認定」を受けていれば、医療機関への支払いは自己負担限度額までになります。

●「限度額適用認定証」を利用する

　高額療養費制度は、通常はいったん医療機関で自己負担額の全額を支払いますが、あらかじめ加入する医療保険窓口に申請し、「限度額適用認定」を受けていれば、認定証を医療機関に提示すると保険診療分は高額療養費の自己負担限度額までの支払いで済み、一度に用意する費用を抑えることができます。限度額適用認定証の交付申請をする場合は、「限度額適用認定申請書」（上位所得者・一般）または「限度額適用・標準負担額減額認定申請書」（低所得者）に必要事項を記入し、加入する医療保険に申請します。一般的には「限度額適用認定申請書(一般)」「保険証」「印鑑」「申請者の本人確認書類」などが必要です。なお、70歳以上の人については、現役並み所得者（一部）及び一般の区分にあたる人は、医療機関へ高齢受給者証を提示することで、負担割合に応じた自己負担限度額までの窓口負担となるので、限度額適用認定証は不要です。

例 100万円の医療費で、窓口の負担(3割)が30万円かかる場合

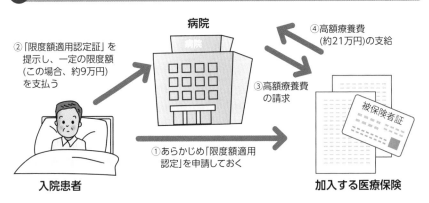

②「限度額適用認定証」を提示し、一定の限度額（この場合、約9万円）を支払う

④高額療養費（約21万円）の支給

③高額療養費の請求

①あらかじめ「限度額適用認定」を申請しておく

病院

被保険者証

入院患者

加入する医療保険

138

●限度額適用認定申請書の記入例

■1■ 手術後の食事の とり方とレシピ

■2■ 前立腺がんの 基礎知識

■3■ 前立腺がんの 治療法

■4■ 前立腺がん治療の 後遺症と副作用への対応

■5■ 再発を防ぎ体調を 整える生活のしかた

第6章 経済的な支援を受ける 手続きのすべて

国民健康保険限度額適用等認定申請書

○○市長 あて
下記のとおり、申請します。

申請日 2020 年 10 月 10 日

申 請 区 分	✔ 限度額適用	□ 標準負担額減額	□ 限度額適用・標準負担額減額
被保険者証記号番号	記号 10 － ○○○○○	番号	

世帯主	住 所	○○市北町1-2-3　　電話　○○○ (○○○) ○○○○		
	氏 名	山本一郎　　　　　　　　　　㊞		印
	個人番号	1 2 3 4 5 6 7 8 9 0 1 2	生年月日	明治・大正 昭和・平成 35年 5 月 10 日
限度額適用 減額対象者	氏 名	山本一郎	生年月日	昭和・平成 年 月 日
	個人番号	1 2 3 4 5 6 7 8 9 0 1 2	世帯主との 続柄	本人

長期入院	該当 ・ (非該当)	（申請日の前１年間の入院日数が９１日以上は長期該当）

ここから下は長期入院該当者のみ記入してください　　　　入院日数合計 （ 10 日間）

①	申請日の前1年間の入院期間（日数）	○○ 年 7 月10日から ○○ 年 7 月20日まで（ 10 日間）	
	入院した保険医療機関等	名 称	北町病院
		所在地	○○市北町4-3-2
②	申請日の前1年間の入院期間（日数）	年 月 日から 年 月 日まで（ 日間）	
	入院した保険医療機関等	名 称	
		所在地	
③	申請日の前1年間の入院期間（日数）	年 月 日から 年 月 日まで（ 日間）	
	入院した保険医療機関等	名 称	
		所在地	

※国民健康保険法施行規則により世帯に属する被保険者と申請者（世帯主）の個人番号の記載が必要です。

転送を希望される場合はご記入ください。

〒
住所

氏名

続柄　　　　　　　電話番号

受付者	受付印

認定証の更新のご案内送付先
　□今回の転送先のご住所　　□ご本人様ご住所

※市処理欄	
確認書類	□国民健康保険被保険者証　□運転免許証　□パスポート　□写真付き住民基本台帳カード □その他官公署の発行した免許証・許可証又は身分証明書（　　　　　　） □マイナンバーカード　□通知カード □委任状

【HP02】

139

長期間休んだら支給される傷病手当金

被用者保険(健康保険)に加入するサラリーマンなどが病気やけがによって休職したら、給料が支払われない期間中、一定額の手当金が支給されます。

●会社員や公務員は「傷病手当金」がもらえる

　がんの治療は長期にわたることが多く、体力が回復するまで、会社を休職せざるを得ないことになります。その間、医療費がかさむうえ給料も得られないとなると、経済的な不安は大きくなるばかりです。そんなときに支えになるのが、加入する公的な医療保険の「傷病手当金」の制度です。入院・通院を問わず治療中の生活費を補償します。利用できるのは会社員や公務員などで、国民健康保険の加入者は対象になりません。

●給料の3分の2を1年6カ月間支給される

　傷病手当金は、病気などで報酬が得られなくなったとき、会社に代わって加入する健康保険組合が給料の3分の2の金額を保障してくれる制度です。連続する3日間を含み4日以上休んだ場合に条件が成立し、最長で1年6カ月支給されます(出勤日は含まない)。社会復帰を急ぐストレスで、回復を遅らせてしまう患者さんも多いので、「傷病手当金」などの公的な制度を上手に活用し、経済的な負担を軽減させながら無理のない療養生活を送りましょう。

●申請は会社経由で行うのが一般的

　傷病手当金は、被用者保険(健康保険)にある制度なので、会社経由で請求するのが一般的です。受給条件に当てはまる場合は、まず会社の担当部署に相談しましょう。必要事項を記入した「傷病手当金支給申請書」を健康保険の担当窓口に提出します。申請書には療養担当者(主治医)が記入する欄があるので、主治医に依頼する必要があります。申請書を提出してから入金までは、2～3週間ほどかかります。

第1章 手術後の食事の とり方とレシピ

第2章 前立腺がんの 基礎知識

第3章 前立腺がんの 治療法

第4章 前立腺がん治療の 後遺症と副作用への対応

第5章 再発を防ぎ体調を 整える生活のしかた

第6章 経済的な支援を受ける 手続きのすべて

●「待期3日間」が完成しないと支給されない

　3日間連続して休んだあと、4日以降の仕事に就けなかった日に対して支給されます。その3日間には有給休暇を取得した日、土日、祝日などの公休日も労務不可能であった場合は待期期間に含まれます。

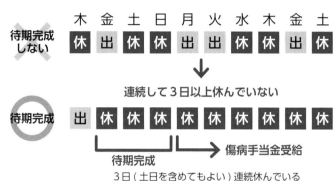

連続して3日以上休んでいない

待期完成　3日(土日を含めてもよい)連続休んでいる

●支給される期間

　傷病手当金が支給されるのは支給開始日から1年6カ月で、その間に出勤して給与支払いがあった場合、その期間は支給期間に含まれず、欠勤期間の通算で1年6カ月間手当金は支給されます。

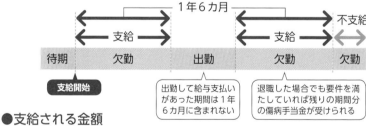

出勤して給与支払いがあった期間は1年6カ月に含まれない

退職した場合でも要件を満たしていれば残りの期間分の傷病手当金が受けられる

●支給される金額

　傷病手当金は、1日につき被保険者の標準報酬日額(給料、残業手当、家族手当、通勤手当など、労務の対償として支払われるものすべてが含まれる)の3分の2に相当する金額が支給されます。標準報酬日額とは、標準報酬月額の30分の1に相当する額(10円単位)です。

例 月給(標準報酬月額)30万円の人の場合

　10,000円(標準報酬日額)×3分の2＝6,667円(1円未満四捨五入)
　1日につき　6,667円
　1カ月につき　約20万円

医療費控除で所得税の負担を軽くする

高額療養費制度を利用しても、医療費の自己負担額が高額になったとき、申請によって所得税の一部が還付されるしくみがあります。

●医療費控除

　「医療費控除」とは1年間(1月1日〜12月31日)に自己または生計を一にする世帯間の医療費が一定額を超えるときは所得控除を受けることができるしくみです。控除額を決める計算式は次の通りで、最高200万円までです。

$$
\boxed{\begin{array}{c}①1年間に\\支払った\\医療費\end{array}} - \boxed{\begin{array}{c}②保険金など\\で補填される\\金額(※)\end{array}} - \boxed{\begin{array}{c}③10万円(その年\\の総所得金額等が\\200万円未満の人\\は、総所得金額等\\の5\%の金額)\end{array}} = ④医療費控除
$$

※生命保険で支給される入院費給付金や、健康保険で支給される高額療養費など

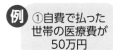
$$
\boxed{\begin{array}{c}①自費で払った\\世帯の医療費が\\50万円\end{array}} - \boxed{\begin{array}{c}②入院給付金\\などで\\10万円\end{array}} - \boxed{③10万円} = \begin{array}{c}④30万円\\(医療費控除額)\end{array}
$$

※④はあくまで控除額なので30万円還付されるわけではありません。

実際に還付される金額
年間課税所得の税率が10%の人であったら、30万円×10% = 3万円所得税が還付されます。なお、年末調整では10%課税であったが、医療費控除(所得控除)を30万円受けたために税率が5%になるケースもありますので3万円はあくまでもめやすです。

●医療費控除の対象になる費用とならない費用

　医療費控除の対象になる費用は細かい決まりがあり、治療費や入院費は対象になりますが差額ベッド代は対象外。バスや電車などの交通費や、バスや電車が利用できない場合や緊急で利用したタクシー代は対象ですが、マイカーのガソリン代や駐車場代は対象外です。1回・2回は対象とならなくても、ホルモン療法などで通院が長引く場合、こまめに領収証を取っておいたり費用をメモしておくと確定申告の際に役立ちます。

●医療費控除の明細書の書き方例

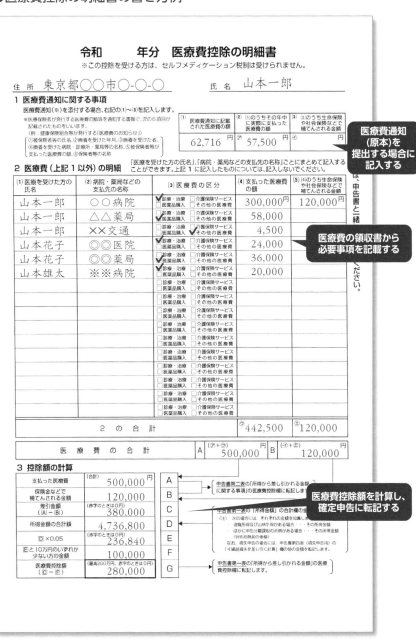

令和　　年分　医療費控除の明細書

※この控除を受ける方は、セルフメディケーション税制は受けられません。

住 所　東京都○○市○-○-○　　　　　氏 名　山本一郎

1 医療費通知に関する事項

医療費通知(※)を添付する場合に、右記の(1)～(3)を記入します。

※医療保険者が発行する医療費の額等を通知する書面で、次の6項目が記載されたものをいいます。
（例：健康保険組合等が発行する「医療費のお知らせ」）
①被保険者等の氏名、②療養を受けた年月、③療養を受けた者、④療養を受けた病院・診療所・薬局等の名称、⑤被保険者等が支払った医療費の額、⑥保険者等の名称

	(1) 医療費通知に記載された医療費の額	(2) (1)のうちその年中に実際に支払った医療費の額	(3) (2)のうち生命保険や社会保険などで補てんされる金額
	⑦ 62,716 円	① 57,500 円	① 円

医療費通知（原本）を提出する場合に記入する

2 医療費（上記1以外）の明細

「医療を受けた方の氏名」、「病院・薬局などの支払先の名称」ごとにまとめて記入することができます。上記1に記入したものについては、記入しないでください。

(1) 医療を受けた方の氏名	(2) 病院・薬局などの支払先の名称	(3) 医療費の区分	(4) 支払った医療費の額	(5) (4)のうち生命保険や社会保険などで補てんされる金額
山本一郎	○○病院	☑診療・治療 □介護保険サービス □医薬品購入 □その他の医療費	300,000 円	120,000 円
山本一郎	△△薬局	☑診療・治療 □介護保険サービス ☑医薬品購入 □その他の医療費	58,000	
山本一郎	××交通	□診療・治療 □介護保険サービス □医薬品購入 ☑その他の医療費	4,500	
山本花子	○○医院	☑診療・治療 □介護保険サービス □医薬品購入 □その他の医療費	24,000	
山本花子	○○薬局	☑診療・治療 □介護保険サービス ☑医薬品購入 □その他の医療費	36,000	
山本雄太	※※病院	☑診療・治療 □介護保険サービス □医薬品購入 □その他の医療費	20,000	
		□診療・治療 □介護保険サービス □医薬品購入 □その他の医療費		
		□診療・治療 □介護保険サービス □医薬品購入 □その他の医療費		
		□診療・治療 □介護保険サービス □医薬品購入 □その他の医療費		
		□診療・治療 □介護保険サービス □医薬品購入 □その他の医療費		
		□診療・治療 □介護保険サービス □医薬品購入 □その他の医療費		
		□診療・治療 □介護保険サービス □医薬品購入 □その他の医療費		
	2 の 合 計		⑦ 442,500	① 120,000
医 療 費 の 合 計			A (⑦+⑦) 500,000 円	B (①+①) 120,000 円

医療費の領収書から必要事項を記載する

3 控除額の計算

支払った医療費	(合計) 500,000 円
保険金などで補てんされる金額	120,000
差引金額 (Ⓐ-Ⓑ)	(赤字のときは0円) 380,000
所得金額の合計額	4,736,800
Ⓓ ×0.05	(赤字のときは0円) 236,840
Ⓔと10万円のいずれか少ない方の金額	100,000
医療費控除額 (Ⓒ-Ⓔ)	(最高200万円、赤字のときは0円) 280,000

A　B　C
申告書第二表の「所得から差し引かれる金額」に関する事項」の医療費控除欄に転記します。

D　申告書第二表の「所得金額」の合計欄の金（注）次の場合には、それぞれの金額を加算した...
退職所得及び山林所得がある場合・・・その所得金額
ほかに申告分離課税の所得がある場合・・・その所得金額
（特別控除前の金額）
なお、純損失の繰戻しの場合は、申告書第四表（損失申告用）の「4繰越損失を差し引く計算」欄の㉟の額の金額を転記します。

E　F
G　申告書第一表の「所得から差し引かれる金額」の医療費控除欄に転記します。

医療費控除額を計算し、確定申告に転記する

第1章 手術後の食事のとり方とレシピ
第2章 前立腺がんの基礎知識
第3章 前立腺がんの治療法
第4章 前立腺がん治療の後遺症と副作用への対応
第5章 再発を防ぎ体調を整える生活のしかた
第6章 経済的な支援を受ける手続きのすべて

がんを保障する生命保険のいろいろ

医療費は公的医療保険の高額療養費制度が適用になりますが、ほかの費用も高額になるので、民間の保険でまかなう方法があります。

●生命保険で差額ベッド代などをまかなう

　初・再診料や手術料、入院料などの治療にかかわる主な費用には公的医療保険が適用されますが、入院中の食事代の一部や差額ベッド代、交通費、保険の利かない検査・治療を受けた場合は全額自己負担になります。民間の生命保険は、こうした公的医療保険で保障されない費用や、医療費の自己負担分の軽減に役立てることができます。

●がんを保障する保険の契約は「主契約」か「特約」を選ぶ

　生命保険には、死亡のときに備える保険のほか、病気やケガに備える保険もあります。がんに備えるには、このタイプの保険が有効ですが、契約のしかたは2つの方法があります。

　1つは医療保障を目的にした保険を「主契約」とする方法で、「がん保険」「特定疾病保障保険」などがあります。もう1つは死亡などに備える生命保険や医療保険に、がんに備える「特約」を付加する方法です。

　がん特約というのは、がんの保障を主契約である生命保険や医療保険に付けるものです。現在入っている保険に付けることができます。ただし、特約として付けた場合、主契約の生命保険や医療保険を解約したときに、がんの保障がなくなってしまいます。主契約を解約して、がん特約のみを残すということはできません。

　また、保険会社によっては特約保険料が、一般的ながん保険の保険料よりも割高になっていることがあります。がん保険は、商品やプランによって保障内容や保険料に開きがあるので、特約として付ける場合には、必ず特約保険料と、一般的ながん保険の保険料を比較するようにしましょう。

●がんに備える生命保険のいろいろ

①病気やケガに備える保険（主契約）

医療保険	病気やけがが幅広く保障されます。ただし、入院給付に支払い限度日数があります。	
がん保険	◆がん保険の主な給付金と保険金	
	がん診断（治療）給付金	・がんと診断されたときに受けとれます。 ・保険期間を通じて1回のみ受け取れる商品と複数回受け取れる商品があります。 ・給付金が受け取れる時期はいろいろありますが、がんの診断確定時に受け取れるものがたすかります。
	がん入院給付金	・がんの治療のため入院したとき、入院日数に応じて受け取れます。 ・入院給付日数に制限がないので、何日間入院しても何回入院しても入院給付金が受け取れます。
	がん手術給付金	・がんで所定の手術を受けたとき、手術の種類に応じて受け取れます。 ・一般的に、受け取れる給付金額は手術の種類により異なり、入院給付金日額の10倍・20倍・40倍などがあります。
	がん死亡保険金	・死亡したときに受け取れます。 ・がんで死亡したときに受け取れる保険金額は入院給付金日額の100倍などです。
特定疾病保障保険	がん、急性心筋梗塞、脳卒中が対象。 がんと診断されると保険金が支払われ契約は終了します。	

②主契約に「特約」を付加する保険

成人病（生活習慣病）入院特約	がんなどの生活習慣病で入院したときに入院給付金が受け取れます。
がん入院特約	がんによる入院のとき給付金が受け取れます。 手術給付金や診断給付金、死亡保険金が受け取れる商品もあります。
特定疾病保障特約	三大疾病が原因による死亡・高度障害のときに保険金が受け取れます。
先進医療特約	先進医療の治療を受けたとき技術料相当額の給付金が受け取れます。 先進医療とは、「厚生労働大臣が定める高度の医療技術を用いた療養その他の療養」です。

第1章　手術後の食事のとり方とレシピ

第2章　前立腺がんの基礎知識

第3章　前立腺がんの治療法

第4章　前立腺がん治療の後遺症と副作用への対応

第5章　再発を防ぎ体調を整える生活のしかた

第6章　経済的な支援を受ける手続きのすべて

ケース1
Aさん
（65歳）

「一病息災」を地で行く健康管理
と、前向きな気持ちを大切に

サラリーマンとして第二の人生を歩みだした直後にがんを発症し、治療を通して得た新しい暮らし方の知恵が定年後の人生設計に役立っています。

患者さんのプロフィール

家　　族	妻
病　　期	前立腺がんステージT2b
治　　療	ホルモン療法・腹腔鏡による全摘手術・外照射療法
術後の期間	約9年経過

前立腺がんの発見から
治療の経緯

　前立腺がんがみつかったのは、9年前の56歳のとき。かかりつけ医で行った血液検査で「PSA値＝11」という高値だったため、横浜市内の大学病院を紹介してもらいました。

　そちらの病院で前立腺生検を行った結果、がんがみつかりました。幸い転移・浸潤は認められなかったので、まず、ホルモン療法を開始し、その効果を見ながら全摘手術および放射線治療、チップ埋め込みなどの治療法を検討しようということになりました。

　3カ月後の検査の結果では、「PSA値＝2.83」に下がりましたが、医師からは、グリソンスコア値が高いため、ホルモン療法の効力の持続性に疑問があることと、年齢的な観点から全摘手術を検討したほうがよいと奨められました。

都内の病院に転院して
手術を受ける

　そのころ、都内に転居することになり、通勤と治療の両立を考えて都内の病院への転院を検討しました。たまたま掛けていたがん保険に「相談サービス」が付帯されており、相談員から前立腺がんに実績のある大学病院を紹介してもらい、全摘手術を奨められたことから転院を決意しました。

　転院後の大学病院で検査実施後、腹腔鏡による前立腺全摘手術を行い、1週間程度で退院できました。術後は、

「PSA値＝0.01」となりました。

ところが、術後3年ほど経過したころからPSA値が徐々に高くなり、さらに約1年後には「PSA値＝0.36」となり再発が明らかになったため、外照射療法を開始することとなりました。3カ月後に放射線治療は終了し、その後「PSA値は半年程度で0.01」となり、照射から4年経過した現在は「PSA値＝0.01未満」を維持しています。

仕事と療養を両立させて

病気が発症した55歳前後は、どの男性もそうでしょうが、定年は先のことで、まだまだ職場では戦力となっている時期です。

がんと聞いて心配したのは仕事との両立ですが、手術では1週間程度の休暇をとっただけで、実質的な仕事への影響はほとんどありませんでした。

また、手術後4年経過して行った放射線療法も36回の通院が必要でしたが、病院と会社が近かったので、ほとんど定時後での対応ですんだため、こちらもほとんど仕事への影響はありませんでした。

ただ、業務の遂行という点では、後遺症である尿もれなどの心配があり、対策として尿もれパットを使用せざるを得ないことがあるため、長時間の打ち合わせや出張時には気を使う苦労はありました。

病気の前と後の暮らし方の違い

がんが見つかってから現在に至るまで、手術、経過観察、放射線療法など

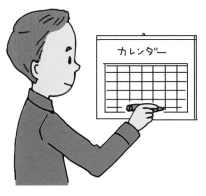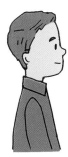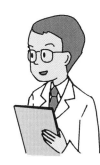

■1 リンパ浮腫で悩まれる患者さんへ

■2 リンパドレナージ・運動・弾性着衣

■3 リンパ浮腫の基本的な知識

■4 リンパ浮腫を予防する生活ガイド

■5 リンパ浮腫を改善するセルフケア

事例 わたしが病後に気をつけていること

ある1日の食事内容

朝食

* 飲むお酢
* 大豆煮
* トースト2枚
* 目玉焼き
* レタス、玉ねぎ、トマトのサラダ
* オレンジ
* バナナヨーグルト
* アーモンド/きなこ/黒ゴマ入り牛乳
* 野菜ジュース

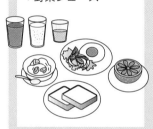

昼食

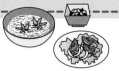
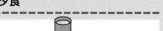

* そうめん
* レタス、玉ねぎ、トマト
* 大豆煮

夕食

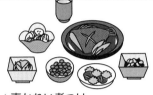

* 真かれい煮つけ
* きゅうりとシラスあえ物
* 大豆煮
* 酢キャベツ
* 納豆
* ブロッコリ、トマトのサラダ
* 緑茶

おやつ/お酒

* おやつはあまり食べない
* 飲酒は週3回程度、つまみはナッツ類が中心

栄養面でのアドバイス 簡単にすませがちな朝食でも野菜やくだものをとる工夫をするなど、バランスのよい内容になっています。夕食では炭水化物を控えているようですが、一日の献立を見る限り、夕食にもごはんやめんなどを少し加えても問題ないように思えます。

を経てきましたが、50代の後半と60代の前半にあたります。がんでなくてもこの10年間は、男性でも女性でも、定年前の大きな変化のある時期かと思います。定年に加えて子どもたちの独立、親の介護、住まいの改築や転居、ローンの返済など、いろいろなところから人生の決算書が届くような感じです。こうした人生の変革期を迎えて、自分自身を変え、暮らし方を変え

ることができたのは、「がん」のおかげかもしれないと思うことがあります。

まず、病気前と後で大きく変わったのは「食生活」に気を使うようになったことです。もちろんこれは家内の協力を得てできていることです。

これまで、家では普通の人が普通に食べる食事をしていても、仕事柄外食も多く、とてもバランスのよい食事というわけではありませんでした。

いま診てくださる主治医の話では、前立腺がんではとくに食べてはいけない食品はないが、生活習慣病を招くような食品全般は、他のがんの予防のためにも、控えたほうがよいということです。そうしたアドバイスを得て、バランスのよい栄養をとれるように食生活を心がけています。

さらに暮らし方で変わった点は、睡眠時間を長くとるようになったことです。病気前は5時間30分程度でしたが、7時間は休むようにしています。もちろんすぐに寝つけないこともありますが、ゆっくり風呂につかり、なるべくリラックスしている自分を意識しながら休むと、しっかり睡眠をとることができます。

これはよく眠れる秘訣でもあるのですが、朝夕、1時間程度歩くようになりました。退職前から心がけていましたが、いまは時間があるので欠かさず散歩するようにしています。

最後に、これは日常の習慣というわけではないのですが、どんなことが起きても、前向きな気持ちを強くもつようにしています。例えば、今回の新型コロナウイルスによる災いもいつか福となる日がくるだろうと、信じています。

前向きな気持ちが免疫力を上げる

退職後の人生設計に関しても、やはりがんとのつき合いで得た教訓が柱になるように思います。「一病息災を念頭に、睡眠、運動、食事に留意しながら、健康な生活を追求する」というのがこれからの目標であり、生き方のモットーでもあります。

また、退職後にできた時間を、大いに活用したいというのも目標の1つです。適度に旅行に行ったり、友人たちと交流したりと、いろいろ考えていると楽しいことばかり思いつきます。こうして前向きな気持ちで生きることは免疫力のアップにもつながり、がんの再発を防ぐもっとも効果的な方法ではないかと考えることがあります。

ぜひ、この記事を読まれた方も、日々の出来事を大いに楽しみ、大いに笑い免疫力をアップさせて、がんの再発予防に役立ててくださればなによりだと思います。

Aさんが食事で気をつけていること

①	大豆、お酢(酢キャベツ、飲む酢)、魚類、野菜(トマト、玉ねぎ、ブロッコリー)、フルーツ(キウイフルーツ、柑橘類)、および緑茶を多くとる
②	肉類は脂身を避ける
③	乳製品の過度の摂取は避ける
④	飲酒はほどほど
⑤	上記の心得は、高血圧、および脂質異常症の食事療法と兼ねている

第1章 リンパ浮腫で悩まれる患者さんへ
第2章 リンパドレナージ・運動・弾性着衣
第3章 リンパ浮腫の基本的な知識
第4章 リンパ浮腫を予防する生活ガイド
第5章 リンパ浮腫を改善するセルフケア
事例 わたしが病後に気をつけていること

事例　わたしが病後に気をつけていること

前立腺がんと共に生きる
──監視療法を選択して

製薬会社の研究員だったBさんは、いろいろな検査の結果に主治医の意見、セカンドオピニオン、さらには自らの知識を併せて、監視療法を選択しました。

患者さんのプロフィール

病　　期　前立腺がんステージT1c
治　療　法　監視療法
現在のPSA値　5.0 〜 8.0

がんの発見

　最初に前立腺がんの疑いありと告げられたのは、今から7年前の9月、58歳のとき、当時の勤務先の人間ドックで測定したPSA値が15.0と高いので、すぐに精密検査を受けるようにとの電話でありました。

　早速、近所の泌尿器科を受診し、再度採血をして、医師からも前立腺がんであった場合の予後のことについて、いろいろと聞きました。このときは、PSA値＝6.3と、さほど高くなかったのですが、4以上はグレーゾーンとのことで、紹介状を書いてもらい、10月末に受診しました。そこで再度測定した結果は8.0で、生検の説明を受けて同意書にサインしました。

　生検前にはMRI検査とX線CTを行いましたが、異常は見られませんでした。12月に日帰りで直腸診と前立腺の生検を行いました。生検は直腸側から12本の針を刺し、後日、そのうち1本からがんの悪性度を示す「グリソンスコア6」の中分化がんが見つかりました。同月、骨シンチグラフィーを受け、骨への転移はありませんでしたので手術を勧められました。

セカンドオピニオン

　医薬品の研究開発をしていたこともあり、がんの治療にはある程度の知識があったため前立腺がんについて、いろいろと調べました。

　結論は極めて進展の遅いがんではあるが、場所柄、背骨に転移しやすく、

転移した場合は痛みがひどいこともあるということ。治療は手術で全摘するか、放射線治療になること。手術は内視鏡、ロボット内視鏡、開腹の3通り、放射線は外から当てるか、針状の線源を何本も前立腺に埋め込むかになること。そのほかに、保険適応とはならないが、HIFUという超音波で切り取る方法、重粒子線を外から当てる方法があること（注：現在、重粒子線治療は保険適応）。

紹介された大学病院では内視鏡手術を勧められました。ただ、一時的には尿漏れが起こる可能性がありますが、9割近くは術後2～3カ月で治るとの説明がありました。

ほかの医師の意見も聞きたく、つごう3名の医師に話を聞きました。

お一人の泌尿器科医は、埋め込み放射線（注：小線源療法）が得意なようで、それを勧められました。

もうお一人からはダヴィンチというロボット手術を勧められましたが、一方で初期のうちに積極的な治療は必要ない、とも言われました。

さらにもうお一人（病理専門医）とは大学の同期であったことから、気軽に相談できる関係でしたが、開腹手術を推奨されました。

さまざまな選択肢

いろいろと話を聞くと、それぞれの医師が得意な療法を持っており、何がベストの選択か、よくわからないのが正直なところでした。

その当時の身近な患者さんの情報としては、知り合いの大学教授が前立腺がんの骨転移で亡くなったのと、部下の父親がやはり同じ病状で亡くなっていました。骨転移したら、ホルモン療法くらいしかなく、まず根治は望めません。転移するかどうかが問題で、その前に老衰や他の病気で死ぬ可能性も高いということでした。PSA検査に関しては、調べるとアメリカでも、本当に必要な検査なのか、議論があるとのことです。

PSA難民

結局、どういう選択をしたか？　主治医の先生と相談し、がん発見の翌春に再度、生検を行いました。今度は会陰部から針を刺す生検で、下半身麻酔で行うために入院が必要となります。その代り、直腸越しに行う生検の倍の針を刺すことができ1cm間隔でくまなく検査をすることができます。すなわちより細かく調べられることになります。

主治医の話では、これでがんがどれくらい広がっているかがわかる、大き

第1章 リンパ浮腫で悩まれる患者さんへ

第2章 リンパドレナージ・運動・弾性着衣

第3章 リンパ浮腫の基本的な知識

第4章 リンパ浮腫を予防する生活ガイド

第5章 リンパ浮腫を改善するセルフケア

事例 わたしが病後に気をつけていること

く広がっているなら転移する可能性も高くなるので治療をしたほうがよいという提案でした。

自分としてはまだ働いていたこともあり、手術で尿漏れが起こったりするようなことはできるだけ後回しにして、経過を見よう、という考えになっていました。

しかし、転移すると元も子もないので、提案を受け入れました。自分にとっても賭けでした。結果は22本の針を刺して、がんが見つかったのは1本だけ、**グリソンスコアも6**でした。グリソンスコアは2カ所の細胞の悪性度を示すスコアの合計で、悪性度が高ければ10、6は最も低悪性度のがんになります。この結果を見て、監視療法を選択しました。その後、今日に至るまで7年間、PSAを半年おきに測定しながら、その結果に一喜一憂しながら過ごすことになります。セカンドオピニオンをお願いした医師のお一人によると、そうした患者を「PSA難民」と呼ぶそうで、言いえて妙です。

その後

発見から7年、半年おきのPSA検査を受けています。値は5〜8の間で、低くはありませんが、がんが見つかったときよりも下がっています。改めて、発見当時よりさかのぼってみると、健康診断でPSAを測定し始めたのは、2004年、49歳のときでした。値は大体、3台で、4を超えたのが2度、4を超えるとグレーゾーンとなりますが、がん発見までは気にも留めませんでした。

今でも、2013年に一時的に跳ね上がったことが判明したこと自体、良かったのか、という思いもあります。

前立腺がんは男性のがんでは最も増加しているがんです。欧米人に多いので、患者の増加は生活の欧米化と関係していると言われますが、それよりもPSA検査が普及したことのほうが大きいでしょう。

半年おきのPSA検査に加えて、MRIや生検も勧められるままに定期的に受けています。生検は針を刺すので、終了後も痛むし、2-3日は血尿が出て、気持ちのよいものではありません。最後に行った3年前の検査では、がんは見つかりませんでした。主治医は決してがんはなくなることはないといいます。針がうまくがんに当たらなかったことになるのでしょうが、それでもがんが広がってないという安心材料にはなります。

画像診断はMRIが中心ですが、画像で前立腺がんを見つけるのは容易では

ありません。2016年の検査では白い影らしいものが見えましたが、その次には何も見えませんでした。しかし、診断技術は進むもので、昨年受けたガドリウムという元素を注射してのMRIでは、線状のがん組織らしきものが見えました。

前立腺がんと共に

生活の欧米化との関わりから、脂肪の多い食事が関与しているとの説もありますが、タバコや飲酒などの生活習慣との関連も言われていません。日常生活では気をつけようもないし、気をつけていたところで転移するのは防げません。転移させないためには、手術や放射線で前立腺がんを退治するしかありません。命に比べれば小さなことかもしれませんが、尿失禁は人の尊厳に関わることだと思っています。

これからも急変しない限り、PSA難民を続けようと思っています。この数年は「PSA値＝5.0〜8.0」の間で推移していて、主治医の「この範囲なら、急に値が変化しない限り、転移どうこうということはない」という経験に基づく言葉と、「骨転移は確かにすごく痛いけど、最近の痛みのコントロール技術はとても進んでいますよ」という言葉が支えになっています。

直近の国立がん研究センターが発表したがん患者の予後の調査では、前立腺がんは最も予後がよいがんで、よほど進んでない限り、発見後の5年生存率は100%とのことです。そうしたデータを見るにつけ、何もしないという選択肢も今のところ悪くなかったかなと思っています。

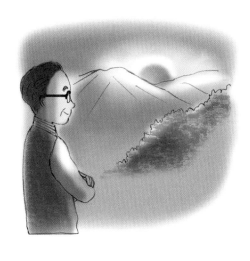

第1章 リンパ浮腫で悩まれる患者さんへ

第2章 リンパドレナージ・運動・弾性着衣

第3章 リンパ浮腫の基本的な知識

第4章 リンパ浮腫を予防する生活ガイド

第5章 リンパ浮腫を改善するセルフケア

事例 わたしが病後に気をつけていること

事例　わたしが病後に気をつけていること

がんとの戦いに必ず勝てると信じて

がんを怖れていたイギリス人のCさんは、告知されたときは驚くほど緊張がほぐれ、「OK、治療を開始しましょう!」と宣言し、その後は一度も悲しんだり落ち込んだりせず、治療を前向きに乗り越えました。

患者さんのプロフィール

家　　族	妻・2人の子	
病　　名	転移性前立腺がん（骨転移）	
治　　療	小線源療法および外照射法・ホルモン療法・化学療法	
術後の期間	約4年	

がんと診断されて

　診断される前は、がんを怖れていましたが、PSA値＝60だったので、がんにかかっている可能性があることはわかっていました。前立腺生検を受けてから結果が出るまでの10日間が最もストレスを感じる時期でした。しかし、担当医から「がん」を告知されたとき、自分でも驚くほど、緊張がほぐれるのを感じ、それを受け入れて、担当医に「OK、治療を開始しましょう!」と言うことができました。

　その日から治療中ずっと、わたしは悲しいと思ったことや落ち込んだことはありませんでした。　自分は水泳、サイクリングのほか、ジムに行って運動もしていたので、体力があることを知っていました。診断は52歳のときでしたが、前立腺がん患者の平均年齢を下回っていたので、この戦いには勝てると信じることができました。

治療の経緯と仕事との両立

　がんと診断されて、2016年4月から毎月ホルモン注射（ゴノックス）を受けました。注射は打った場所の周りに腫れと不快感を引き起こし、それは3日間続きました。ほてりも引き起こしました。毎回、注射を受けた日にPSAテストを受けました。6月中旬までにPSA値＝8まで減少し、9月にはPSA値＝1を下回りました。2017年5月以降、0.01未満で、現在は0.008未満です。しばらくすると、注射は3カ月ごとに、そして今は6カ月ごとに

第1章 リンパ浮腫で悩まれる患者さんへ

第2章 リンパドレナージ・運動・弾性着衣

第3章 リンパ浮腫の基本的な知識

第4章 リンパ浮腫を予防する生活ガイド

第5章 リンパ浮腫を改善するセルフケア

事例 わたしが病後に気をつけていること

リュープリンに切り替えられました。これは腫れや不快感を引き起こしません。

骨転移もあったため、2016年6月に化学療法（ドセタキセル）を開始しました。化学療法後2日間「だるさ」を感じました。化学療法終了後、2016年10月下旬に小線源療法を受けました。

その後、休暇をとり、家族と一緒に英国とバルセロナに行きました。帰国後、2017年1月から週5日、5週間にわたり外照射療法を受けました。

この約6カ月後、骨スキャンを行ったところ、骨の病変は見えなくなっているか、大幅に減少していました。

ホルモン治療はテストステロンの産生を減らし、性欲は低下しました。 小線源療法後および外照射療法中、通常よりも頻繁に排尿していましたが、とくに問題には感じませんでした。当初、小線源療法後、放射能のため、ひざの上に子どもを抱くことができませんでした。さらに、空港で金属/放射能検知器に引っかかった場合に備えて、病院から渡されたカードを携帯しました。

また仕事については、化学療法後2

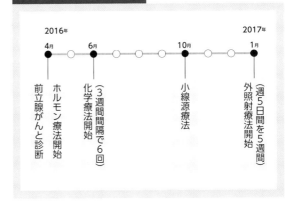

Cさんの治療歴

2016年
- 4月　ホルモン療法開始　前立腺がんと診断
- 6月　化学療法開始（3週間間隔で6回）
- 10月　小線源療法

2017年
- 1月　外照射療法開始（週5日間を5週間）

日間「だるさ」を感じていましたので、当時は重要なミーティングを避け、激しい運動を避けていました。わたしのワークライフには柔軟性があったので、治療を中心にして仕事を続けることができました。いくつかの異なるプロジェクトを抱えているため、毎日オフィスに行く必要はありません。ですから、治療は仕事に影響を与えなかったと言うことができます。

食事で気をつけていること

治療中はとくに食事を変えませんでした。わたしは普段から自分の健康とフィットネスに配慮した、健康的な食事を心がけています。リコピンを摂取するためにいつもより多くのトマトを食べ、ウコン茶を飲みました。

治療後、リンパ節から毒素を排出す

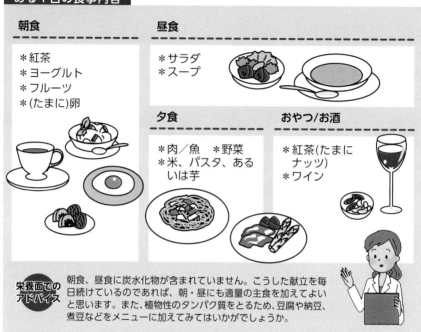

ある1日の食事内容

朝食

＊紅茶
＊ヨーグルト
＊フルーツ
＊(たまに)卵

昼食

＊サラダ
＊スープ

夕食

＊肉／魚　＊野菜
＊米、パスタ、ある
　いは芋

おやつ/お酒

＊紅茶(たまに
　ナッツ)
＊ワイン

栄養面での アドバイス　朝食、昼食に炭水化物が含まれていません。こうした献立を毎日続けているのであれば、朝・昼にも適量の主食を加えてよいと思います。また、植物性のタンパク質をとるため、豆腐や納豆、煮豆などをメニューに加えてみてはいかがでしょうか。

る方法としてヨガを始めました。適量のワインを飲みますが、スピリッツ（蒸留酒）やビールを飲むことはほとんどありません。化学療法の吐き気を軽減するために、治療の2日前に断食をするとよいと読んだことがありましたが、心配するほどの副作用は一度もありませんでした。幸いなことに、化学療法は体調にあまり影響を与えませんでした。

がんであることを 子どもたちにきちんと伝える

　どんなことになるのか不安を抱えて、妻とわたしは当然のことながら非常に心配でした。わたしの妻は強い人ですが、当初は、将来のことや子どもたちを育てる能力に大きな懸念を抱いていました。

　しかし、わたしは家族に対して自分が普通の生活を送ることができること、そして大丈夫である（もちろん、当時はわかりませんでしたが）ことを示しました。わたしはこの戦いに勝つことを決心しました。

　治療が始まり、最初の結果が出ると、それは励みになり、妻は少し安心しま

した。わたしは当時10代の子どもたちに前立腺がんにかかっていると伝えましたが、骨に転移したことは伝えませんでした。子どもたちを鎌倉に一泊旅行に連れて行って、楽しく話し、彼らがわたしに聞きたいことを質問できる機会を持ちました。

夕食時に子どもたちはがんについていくつかの質問をしました。そして、わたしがその質問に答えることで、彼らはわたしが良い治療を受けていて、大丈夫だと納得したようでした。普通に生活する中で子どもたちがこれ以降、わたしのがんに関して質問をしたことはありませんでしたが、わたしの髪がなくなったときには大笑いしました！

これからの人生設計

現在、6カ月ごとにホルモン注射を続けている以外は、通常の生活を送っています。ほてりはまだ続いていますが、以前よりはだいぶ楽になりました。現在でも進行中のホルモン治療のため、性欲が低くなりました。運動は続けていますが、筋肉と持久力はかなり失ってしまいました。

治療を受け始めたころ、わたしは結腸直腸がんを生き延びた2人の友人に連絡しました。彼らは大きな助けとなり、いろんなことについて確信が持てなかった当初、多くのサポートをしてくれました。

いまは、わたしは「がん」と診断された友人や、さらにその友人にも同じようにサポートをしています。これはわたしの使命だと感じています。また、自身の体験談が病気の友人にとって非常に役に立ったことも知っています。わたしがサポートした5人の友人は全員、今日も元気に生きています。

最後に、治療を受けているときに、友だちの何人かはわたしが病気であることを知り、どのようにわたしと接すればいいのかわからず、困っていることに気づきました。そんなとき、わたしは彼らに安心してもらうために、病気と治療について説明し、治る自信があること、ほぼ通常の生活を送れることを話しました。

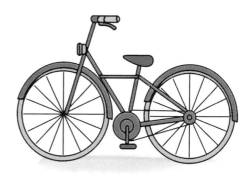

第1章 リンパ浮腫で悩まれる患者さんへ

第2章 リンパドレナージ・運動・弾性着衣

第3章 リンパ浮腫の基本的な知識

第4章 リンパ浮腫を予防する生活ガイド

第5章 リンパ浮腫を改善するセルフケア

事例 わたしが病後に気をつけていること

患者さんによく聞かれること

Q 処方されるお薬は、どんな水で飲んだらいいですか？

A 以前、ある方よりお水のことを聞かれました。少しでも早く治したい、治りたいという患者心理としては処方される薬をどの水で飲むのがよいのか、これがたいそう気になるということです。

普通に水道水で飲んでよいのか、あるいは市販の水で飲むのがよいのか、要は、身体に吸収をさせるうえで、水による差があるのか、ということです。健康体であればいざ知らず、確かに、心配で心配でこのように思われる方がおられても不思議ではありません。

最近は、水道の水もおいしくなりましたが、それでもペットボトルの水を愛飲する方も多いようです。水道水が心配であれば、ペットボトルの水がよいのでは、とお答えしたように思います。それではどのメーカーのペットボトルと、そこまで真剣に思っておられる方でした。何とも答えにくい話ですが、あまり神経質にならなくてもよいと、お答えした気がします。ただし、患者さんのなかには、もう少し気をつ

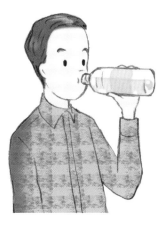

けてほしい、という方もおられます。お茶やコーラと一緒に飲まれる、はたまたお酒と一緒などという方もおられるようです。体内への吸収効率が落ちる、心臓に悪影響があるなど望ましくないことも起きることがわかっています。お薬の効果を十分に発揮させるためにも、水以外で飲むのはやめたほうがよいですね。

第1章 リンパ浮腫で悩まれる患者さんへ

第2章 リンパドレナージ・運動・弾性着衣

第3章 リンパ浮腫の基本的な知識

第4章 リンパ浮腫を予防する生活ガイド

第5章 リンパ浮腫を改善するセルフケア

事例 わたしが病後に気をつけていること

COLUMN

患者さんによく聞かれること

Q 男性機能障害を防ぐ方法はありませんか？

A 先日、ある方（前立腺がんで放射線治療を受ける予定）からご質問を受けました。

内容は、放射線による後遺症、特に、前立腺の周りの癒着を防ぐ、さらには男性機能障害（勃起不全、精液量減少 - 枯渇）を防ぐ方法はないかというものです。

男性機能を末永く維持したいというのは古今東西、大昔からある男性の願望と思います。このようにいうと眉をひそめられるご婦人もおられるかもしれませんが、女性でたとえれば「乳房を残したい」に近い感覚ではなかろうかと思っています。男性にとって切実な問題であることは間違いないと思います。できることはなんでもやりたいと思われる方も多いのです。食事との関連はなんともいえませんが、食習慣の改善も大切かもしれません。昔から言われている「精のつく食べ物」を好んで食べる方もおられるようです。

ちなみに照射されると神経障害、内陰部動脈障害（時間とともに内膜が肥厚、閉塞していく）のために血流が細り勃起障害が発生します。また、前立腺腺細胞が線維化するために精液の産生が落ちてしまい、精液がやがては枯渇して行きます。小線源では勃起不全が生じるのに数年かかりこの点では他の照射療法より有利なのですが、やはり大きな問題の一つです。

薬剤的にはバイアグラ、レビトラ、シアリスといった勃起を助けるものがあるのですが、精液量の減少には役立ちません。将来的には今話題の再生医療の出番があるかもしれません。

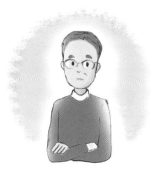

●監修者

頴川 晋（えがわ しん）

東京慈恵会医科大学附属病院 泌尿器科主任教授・診療部長。1981年岩手医科大学医学部卒業、北里大学病院泌尿器科入職、1988年米国ベイラー医科大学に留学、帰国後、北里大学講師、助教授、2004年米国メモリアルスロンケタリング癌センター客員教授、2004年東京慈恵会医科大学泌尿器科主任教授、現在に至る。日本泌尿器科学会指導医、専門医、日本癌学会、日本癌治療学会、泌尿器腫瘍学会、日本泌尿器内視鏡学会、米国泌尿器科学会、国際泌尿器科学会、アジア泌尿器科学会会員、欧州泌尿器科学会名誉会員。2017年米国泌尿器科学会にてGlobal Leadership Award受賞。『前立腺がん より良い選択をするための完全ガイド』（講談社）『前立腺がんは怖くない ～最先端治療の現場から～』（小学館新書）など著書、監修本多数。

レシピ・料理作成・栄養計算／大越郷子（管理栄養士）
編集協力／株式会社耕事務所　**執筆協力**／野口久美子　関みなみ
カバーデザイン／上筋英彌（アップライン）　**撮影**／松久幸太郎
本文デザイン／納富恵子（スタジオトラミーケ）　**イラスト**／小林裕美子　山下幸子

◆再発・悪化を防ぐ　安心ガイドシリーズ

前立腺がん 病後のケアと食事

令和2年10月20日　第1刷発行
令和5年5月26日　第2刷発行

監　修　者　頴川 晋
発　行　者　東島 俊一
発　行　所　株式会社 **法 研**
　　　　　　東京都中央区銀座1-10-1（〒104-8104）
　　　　　　電話03（3562）3611（代表）
　　　　　　http://www.sociohealth.co.jp
印刷・製本　研友社印刷株式会社

0102

小社は㈱法研を核に「SOCIO HEALTH GROUP」を構成し、相互のネットワークにより、"社会保障及び健康に関する情報の社会的価値創造"を事業領域としています。その一環としての小社の出版事業にご注目ください。